睡眠的科學

人為什麼要睡覺？又為什麼會醒來？

櫻井 武◎著
高慧芳◎譯

晨星出版

前言

睡眠，是在高等脊椎動物中普遍能觀察到的現象，但如果仔細思考的話，就會覺得這是非常不可思議的。

想想看在嚴苛的野生環境中，睡眠中的動物等於是處在對外敵完全沒有防備的狀態，而且也無法進行任何活動。所以說，如果有不需要睡眠的動物在演化過程中存活下來的話，應該會在生存競爭獲得最後的勝利，占據絕對有利的地位，而整個地球就算是被不需要睡眠的生物所支配也不奇怪。然而，實際上並非如此，不論是生活在水中這種特殊環境下的海豚，或甚至是長時間飛行在空中的候鳥，都無法逃脫睡眠的束縛。

這些動物在水中游泳的同時、或是在飛行中所進行的睡眠行爲，才正是攸關性命的重要行爲。雖然牠們爲了能在特殊的環境下睡著而讓睡眠方式進行了演化，但依舊無法省略睡眠，或者應該說，牠們是拚了老命也要讓自己能夠睡覺。

從這一點，我們就可以得知，睡眠是演化過程中無論如何也省略不掉的重要生理功能。

儘管有所謂的「睡懶覺」一詞，但睡眠絕對不是浪費時間的無用之事，而是動物得以存活的必要機能。尤其對於腦部這種必須處理大量資訊的器官，更是維持其功能不可或缺的過程。

另一方面，睡眠及做夢則是很神祕的事。尤其是夢，自古以來就與宗教、藝術或文學題材息息相關，同時也對心理學理論持續有影響。然而，身爲現代人的我們，對於有關「睡眠」的事是不是太過忽略了呢？大家也可以捫心自問，自己是不是隨便地把睡眠單純以「休息的時間」視之了呢？的確，睡眠也是休息的時間沒錯，但這只不過是睡眠所擁有的功能中極小的一部分而已。

我在開始研究睡眠之前，對於睡覺這件事也是十分輕忽，覺得在有限的人生裡，即使會犧牲睡眠，去做其他的事還是更有意義。不過在開始研究睡眠之後，我就深深地被這個不可思議的研究對象所吸引，變得極爲重視睡眠。

睡眠很容易被認爲是一種外部刺激消失後所發生的一種被動狀態，但其實睡眠是一種腦部正在積極運作的狀態，目前也已逐漸顯明它是一種維護身體、尤其是腦部所必需的功能。本書將針對睡眠與我們身體或腦部機能的相關性、睡眠如何完成它的任務，以及睡眠是由什麼樣的機制所引發等事項進行說明，相信可以揭開所謂睡眠和清醒到底是什麼的眞相。

睡眠科學是一門還未成熟的學問，需要釐清的事情也還有很多，就連「爲什麼需要睡覺」這種問題，目前也還未找出明確的答案。然而近年來，對於控制睡眠與清醒的腦內機制已逐漸明朗化，這樣的知識，我認爲對我們的生活是有很多益處的。

儘管睡眠是一種與動物的生存或生活息息相關的生理現象，但即使在分子生物學極爲興盛的二十世紀最後那二十年，對於睡眠相關的理解仍然沒有出現大幅進展。不過在二十世紀末發現了「食慾素（orexin）」之後，以此爲契機，睡眠科學有了長足的進步。我在參與食慾素分析以及闡明其生理機能相關研究的期間，佇足在了解這個腦內物質控制動物清醒方面的巧妙機制，並發現它不只是過去所認爲的睡眠、清醒概念，而是一種連同動物的行爲、意識及感情也包括在內，維持動物處於適當清醒狀態所需的系統。

人類一生中約有三分之一的時間是在睡眠中度過，假設人生約有七十五年，那麼一輩子就有二十五年的時間是花在睡眠上，比起花在進食的時間長了許多。不過近年來，人類的生活愈來愈多采多姿，資訊也愈來愈多，使得大家分配在睡眠上的時間及時段都有愈來愈不足及不規則的現象，在睡眠品質上也逐漸出現問題。正因爲如此，我才希望大家能夠更重視睡眠。

本書並非是一本系統性的睡眠醫學教科書，而是一本希望能以簡單易懂的方式將睡眠與清醒的機制說明清楚的讀物。然而，爲了能夠理解這些內容，我認爲也必須要有一些簡單的神經科學知識，因此，我會將這些知識以專欄的方式進行解說，或是在章節裡安插相關內容。透過這些方式，將近年來快速明朗化的睡眠與清醒之科學逐步解釋清楚。

不過，由於本書並不是一本蒐集了所有最新見解的總論，對於未來仍有可能加以修正最新見解，本書除了相當確定的內容之外，其他並未收錄，目的就在於藉由現階段已被認可的見解來講述最先端的睡眠科學。

只要了解了睡眠的本質，我相信無論是誰都會更加重視如何去調整自己的睡眠時間。儘管現代有許許多多的因素讓人很容易輕忽自己的睡眠，但若是能將睡眠當成我們的後盾，其實反而能讓我們更有效地運用時間。若能透過本書讓讀者更加重視睡眠，並藉此對人生能有益處的話，那就再好不過了。

此外，本書出版之際承蒙講談社BLUE BACKS出版部門山岸浩史先生和嘉山恭子女士的諸多關照，謹在此深表謝忱。

修訂新版之前言

從本書初版發行之日二〇一〇年十一月至今已過了將近七年的歲月，而睡眠研究在這些年間也有了好幾項的進展。本次修訂版的目的就是要從這些新見解中，挑出值得收錄於書中的內容，以簡單明瞭的方式加以說明。

舉例來說，我們追加了二〇一二年刊載於學術雜誌上的睡眠時能將腦部代謝廢物加以清除的「膠淋巴系統（glymphatic system）」之相關記述，還有初版中預測的「本書出版之後二到三年應該就會實用化」的食慾素（orexin）受體拮抗劑，由於已在二〇一四年十一月開始實際應用，因此也收錄於此次修訂版中。

除此之外，以這些年間所得到的見解爲基礎，本書也將應該重新修正的內容加以修訂，並更新了最新的睡眠科學內容。

第1章 為什麼要睡覺？

睡眠的未解之謎與驚人的記憶力強化效果

第4章　從睡眠障礙研究中誕生的重大發現

造成清醒的物質「食慾素」之重要決定性功能

第5章 食慾素揭露了「清醒」的意義

人類和動物為什麼一定要醒來呢？ 133

第6章 人類能調節睡眠到什麼程度

第一線失眠症治療藥物與「可以讓人不用睡覺的藥物」之可能性 165

第7章 睡眠相關之常見問答與今後的研究課題

從「夢」的作用、「食物鐘」到睡眠物質的未解之謎等各種問題

終章

為什麼要睡覺——作者的假說

COLUMN

第1章

為什麼要睡覺？

睡眠的未解之謎與驚人的記憶力強化效果

舒適的睡眠
是大自然給予人們最溫柔
又讓人眷戀的滋補品
（莎士比亞）

人爲什麼要睡覺？是什麼樣的腦內物質或機制在控制我們的睡眠，促使我們入睡或清醒呢？對於這個極爲單純的問題，現今的腦科學與神經科學依舊無法提出明確的答案。即使在科學與文明如此發達的現代，不，應該說就因爲是現在這樣的時代，才讓愈來愈多人飽受失眠之苦。

睡眠向來被我們當作是被動的休息時間，而只要是現代人，誰都知道意識產生於大腦，並且在睡著後意識就會消失，那麼這是表示腦部機能在睡眠期間是停止運轉的嗎？然而，意識又會在我們睡覺時陷入「夢境」這種奇妙的迷宮裡，夢到底又有什麼樣的作用呢？

我們究竟是爲了什麼目的而睡覺呢？若是不睡覺而持續進行活動的話，睡意會讓人身心的機能都逐漸下降，但只要睡了一覺之後，下降的工作效率都會得到回復。儘管這種現象是我們每天都會實際體驗到的感受，但在睡眠期間腦內所發生的生物學與神經科學的相關變化，則仍有大部分至今都還是未解之謎。其實就連爲什麼我們非得睡覺不可這種疑問，目前在科學上也依舊沒有明確的解答。

這其實是很令人驚訝的，畢竟睡眠是高等動物生活中不可或缺的一環。舉例來說，如果有人問「爲什麼我們一定要進食？」，想必大部分的人都能簡單地回答出來，但若是「爲什麼一定要睡覺？」這樣的問題，大家又會怎麼回答呢？是「爲了休息」嗎？如果是這樣的話，那爲什麼不能不睡覺只是舒舒服服躺著休息呢？實際上，這個非常單純卻觸及根源的疑問，目前依舊沒有明確的答案，唯一能夠確定的，只有「爲了消除睡意」而已，這簡直就是一種禪問答了。

本書將針對這個謎一般的睡眠，以簡單易懂的方式說明現階段已知的「睡眠與清醒系統」。雖然書中有部分內容會摻雜一些假說，但同時也會加入最新的資訊，盡可能地回答有關睡眠這個單純又根源的問題。

那麼，在進入涉及睡眠的複雜大腦機制之前，本章先來講述睡眠引起的身心機能變化，讓大家認識睡眠的重要性。

不睡覺會怎樣？

大家先來想想看，如果我們不睡覺的話，會發生什麼樣的事呢？

曾經有睡眠研究人員提出過這樣的想法：「只要剝奪了睡眠，就能了解睡眠的功能

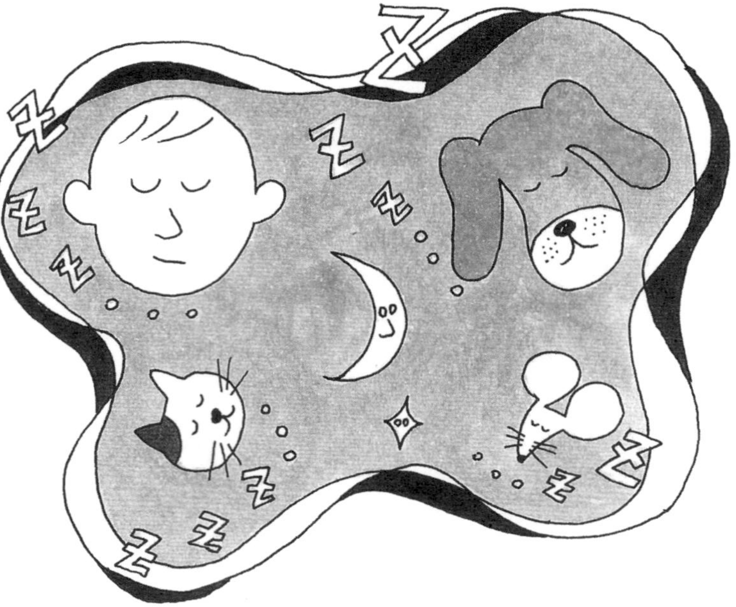

圖1-1 無論是人類還是動物，都無法戰勝對睡眠的慾望。

了。」也就是移除睡眠後，如果身體有發生異常，就可由此推測出睡眠的功能。這就是之後會提到的「斷眠實驗」之構想。不過，睡眠不足會造成什麼身心失常，其實在我們日常生活中就經常有所體驗了吧！

就算我們想用意志來控制睡意，效果也是有限的。儘管可以撐著一、兩天不睡覺，但之後也會有完全抵抗不了的睡意襲來而讓人陷入睡眠。不管再怎麼想要完成斷眠，總有一天也一定會睡著。我們對睡眠的需求就跟對食物一樣，是爲了生存無論如何也必須去滿足的一環（圖1-1）。

幾乎所有人應該都有睡眠不足的隔天身體無法正常發揮的經驗，其中最顯著的現象，就是注意力明顯下降。熬夜了一整晚後，注意力下降的程度簡直就跟喝醉酒一樣，雖然熬夜開車不會像酒駕一樣被懲罰，但兩者的危險程度是一樣的。像是一九八六年的太空梭挑戰者號失事與一九八九年的阿拉斯加港灣漏油事件，睡眠問題所引發的重大悲劇並不少見。

此外，睡眠不足還會讓人頭腦不清醒導致判斷力下降。有些警察嚴厲審訊而導致的冤案，就很可能與犯罪嫌疑人的睡眠不足有關。在某些宗教儀式中，也會看到利用剝奪睡眠來取得自白的情況。人類一旦被剝奪了睡眠，就會失去判斷力，爲了能夠睡覺什麼話都願意說。

腦部在睡眠中能得到洗滌

很多人都認爲「因爲睡眠等於休息，不休息的話，會讓身體不舒服」，這種觀點其實只是把睡眠當作是被動的休息狀態而已。然而，這種觀點如果是正確的，那閉目養神應該就會得到跟睡眠相同的效果才對。就算是失眠、就算是半夜醒來好幾次、或說得更極端一點，就算是完全沒在睡覺只是閉著眼睛躺下來，也應該會得到跟睡眠相同的效果才對。然而，實際狀況並非如此，如果只是淺眠或睡眠時間不足，並不會得到和健康睡眠相同的效果。這是因爲我們的身心在睡眠期間的生理狀態與清醒時的狀態是完全不同的（詳如後述），而該種狀態是維持身心健康非常重要的一環。

此外，睡眠並非只是讓身體休息而已，它的功能還包括讓腦部得到休息，並且主動地進行腦部維護作業和整理腦中的訊息。舉例來說，腦中能夠清理代謝廢物的並非只有血流，還有充斥在細胞間隙被稱之爲腦脊髓液的液體，其流動也能清理代謝廢物，但研究結果顯示這個清理過程幾乎只在非快速動眼期睡眠中進行。二〇一二年美國羅徹斯特大學的麥肯．奈德加（Maiken Nedergaard）實驗團隊發現大腦中存在著「膠淋巴系統（glymphatic system）」，是由神經膠細胞在血液周圍建立的如同水道般能讓腦脊髓液循環的一種路徑（血管周圍間隙），並藉由此路徑提供營養給腦細胞及清理腦部的代謝廢物。原本清理代謝廢物的工作在體內其他組織是由淋巴系統負責的，但在沒有淋巴系統的腦組織內，則是由神經膠細胞來代爲執行這項工作。

翌年，科學家又發現了這個系統要在非快速動眼期睡眠的期間才是主要能發揮功能的時間，也就是在非快速動眼期睡眠中，腦內的血管周圍間隙會擴大，讓腦脊髓液能夠以宛如沖洗的方式流經此「水道」。

而在以小鼠爲實驗對象的研究中，也有報告指出長時間不睡覺會讓造成阿茲海默症的蛋白質——β-澱粉樣蛋白蓄積在掌管大腦記憶功能的海馬體當中。意思是β-澱粉樣蛋白在清醒時會蓄積在腦內，而在睡眠時則會被清洗掉而減少。

更進一步地還有研究人員指出，人類的睡眠不足很可能會增加代謝症候群甚至是心血管疾病或代謝異常等疾病的風險。美國哥倫比亞大學的研究團隊在二〇〇四年所發表的報告中，以三十二歲到五十九歲的一萬八千人爲調查對象，發現平均睡眠時間爲六小時的人與達到理想睡眠時間七小時的人相比，肥胖的機率高出了23％，睡眠時間爲五小時的人則高出了50％，而睡眠時間爲四小時以下的人，其肥胖機率更是高出了73％。雖然體重與食慾會受到控制身體恆定性的機制所影響，但睡眠對於這些功能的發揮也有很重要的作用。還有報告指出，即使是健康的人，在睡眠不足的情況下，會有無法正常控制血糖的情形。這些現象都顯示出睡眠是維持身體健康不可或缺的一環。

動物實驗證明了睡眠的必要性

那麼如果不是睡眠不足，而是完全不睡覺的話又會怎麼樣呢？爲了調查睡眠的功能，自古以來就有剝奪動物睡眠的「斷眠實驗」。而從結論看來，長時間完全沒有睡覺的後果，動物會陷入疲勞狀態而誘發感染症或併發多重器官衰竭而死。

一九八〇年代，美國芝加哥大學的艾倫·瑞赫夏芬（Allan Rechtschaffen）等人的研究團隊曾對大鼠觀察過剝奪睡眠後所引起的變化。雖然在斷眠一星期時尚未出現明顯的變化，但到了第二個星期後，斷眠的大鼠皮膚開始脫毛並形成潰瘍，同時還因爲運動能力下降、體溫調節機制異常的關係，大鼠的體溫逐漸下降，爲了維持體溫，牠們變得會蜷縮在籠內的一角取暖。進一步地，研究人員還觀察到大鼠的食量增加但體重卻不斷減少。從這幾點看來，可以推測出一旦長期不睡覺，可能會導致體內維持體溫及體重恆定性的機制和體溫調節機制異常，而主要掌管這些功能的部位在大腦的下視丘，也就是說，不睡覺會給下視丘的身體恆定性維持功能帶來不好的影響。不管安靜地休息多久，只要不睡覺，就絕對無法恢復身體的正常機能。接著，在斷眠三～四個星期後，大鼠先後因爲感染而死亡，死因爲體內的常在菌造成感染後所引發的敗血症（血液中有病原菌大量繁殖的危險狀態）。這些原本不具病原性的微生物所造成的感染稱爲伺機性感染，會在免疫系統失調導致身體無法對抗感染的時候發病。也就是說，斷眠的大鼠應該是發生了免疫系統失調的情形，可見完全不睡覺會對免疫系統功能造成極爲嚴重的影響。

看到這個實驗後，或許各位忙於工作或準備考試而經常感到睡眠不足的人會覺得有點不安，不過請大家放心，這種情形只在大鼠被強迫斷眠後才發生，而且是在長達一個星期之後才逐漸出現明顯的影響。我們通常就算想要一直不睡覺，身體也一定會在嚴重傷害造成之前就睡著了，所以睡眠不足是不會讓我們死亡的（但在罕見疾病致死性家族失眠症的患者身上，由於普利昂（prion）這種異常蛋白質會聚積在腦內破壞視丘部位，導致患者嚴重失眠並引發其他神經症狀，最後造成死亡）。此外，即使是這些嚴重失眠的大鼠，只要在死亡之前讓牠們睡覺的話，應該在不久之後也能完全恢復。由此可知，儘管不能完全不睡覺，但腦部或身體在某種程度上對於缺乏睡眠是具有容忍性和靈活性的，至於程度爲何，則是「到受不了爲止」。

世界上最久沒睡覺的人

前面所說的是實驗動物的例子，那麼人類長時間不睡覺的話會發生什麼事呢？目前的紀錄保持人是蘭迪·嘉德納（Randy Gardner），他在完全不使用咖啡因等興奮劑的情況下連續十一天沒有睡覺。一九六四年時，十七歲的高中生蘭迪為了完成耶誕假期的研究作業決定「挑戰最長不眠紀錄」。挑戰的結果，他打破了之前由湯姆·朗茲（Tom Rounds）所保持的兩百六十個小時不眠紀錄，創造了兩百六十四個小時（十一天）的新紀錄。蘭迪的挑戰之所以這麼有價值，在於他挑戰過程後期的那幾天，是在美國史丹佛大學知名睡眠研究專家威廉·迪蒙特博士（William Dement）詳細的監測下進行的。之後雖然還有很多人聲稱自己打破了這項紀錄，但因為難以證實，這個在知名研究人員詳細記錄下的蘭迪不眠挑戰至今仍在睡眠研究方面提供了很重要的資料。

蘭迪是在一九六四年十二月二十八日早上六點醒來之後，就連續十一天一覺也沒睡地度過了新年。在進入不睡覺的第二天後，他變得暴躁易怒，覺得身體不舒服，以及出現記憶障礙的情形；同時還有注意力無法集中，連看電視都變得很困難。第四天時開始有妄想的症狀及強烈的疲憊感，第七天時他開始出現身體顫抖及語言障礙的症狀，但這些異常都沒有睡眠研究專家所預想的那麼嚴重。基於大鼠等動物實驗的結果，大部分專家都曾發出過警告，認為長時間不睡覺會造成精神異常或出現嚴重的身體症狀。在連續十一天沒睡覺之後，蘭迪終於可以就寢，並睡了連續十五個小時。之後他清醒了廿三個小時，又睡了十個半小時。一星期後則完全恢復成之前的生活步調，沒有留下任何後遺症。這表示長期不睡覺雖然會引起各式各樣的異常情形，但在睡覺之後就會完全恢復。由此，我們也知道儘管睡眠是絕對必要的，但其必要性在某種程度上是能夠通融跟靈活調整的。不過就算如此，並非任何人都可以這樣胡亂地去挑戰長期不睡覺這種事，蘭迪也有可能只是少數的例外而已。

再介紹一個挑戰長時間不睡覺的知名案例。身為廣播電台主持人的彼得・特里普（Peter Tripp）在一九五九年的時候，參加了一場為小兒痲痺患者募資的兩百小時不睡覺馬拉松挑戰賽，於是進行了為期九天不眠不休的廣播節目。在第三天的時候，彼得出現了幻覺和妄想症狀，並開始變得胡言亂語。在廣播節目接近尾聲時，彼得的妄想和幻覺症狀愈來愈明顯，已經呈現患有某種精神疾病的狀態。從這個案例顯示，長期不睡覺很可能會導致精神異常。

蘭迪・嘉德納和彼得・特里普的例子算是長時間不睡覺的特殊案例，其實人在極度睡眠不足的時候，會出現一種非常短暫的睡眠，稱之爲微睡眠（microsleep）。這是一種僅只有數秒或甚至更短只有一瞬間陷入睡眠的現象，大家在因爲工作或準備考試而熬夜的隔天，是不是都有那種一瞬間睡著的經驗呢？這就是微睡眠。因此也有學者認爲蘭迪之所以連續十一天沒睡覺卻沒有對腦部造成傷害，很可能就是微睡眠勉強維持了腦部功能的關係。

非快速動眼期睡眠與快速動眼期睡眠

雖然都稱爲「睡眠」，但其實其中包含了非快速動眼期睡眠（non-REM）及快速動眼期睡眠（REM = Rapid Eye Movement）兩種完全不同的狀態。雖然也有人把非快速動眼期睡眠稱爲深睡期，快速動眼期睡眠稱爲淺睡期，但這似乎有點草率了。因爲從生理學的角度來看，不論是腦部的狀態還是全身的狀態，在非快速動眼期睡眠及快速動眼期睡眠中是截然不同的。兩者的不同程度就相當於清醒與非快速動眼期睡眠之間的差異，或甚至還要更大。由於這兩種睡眠在本書後文還會不斷地出現，在這裡先簡單說明一下非快速動眼期睡眠與快速動眼期睡眠之間的差異。

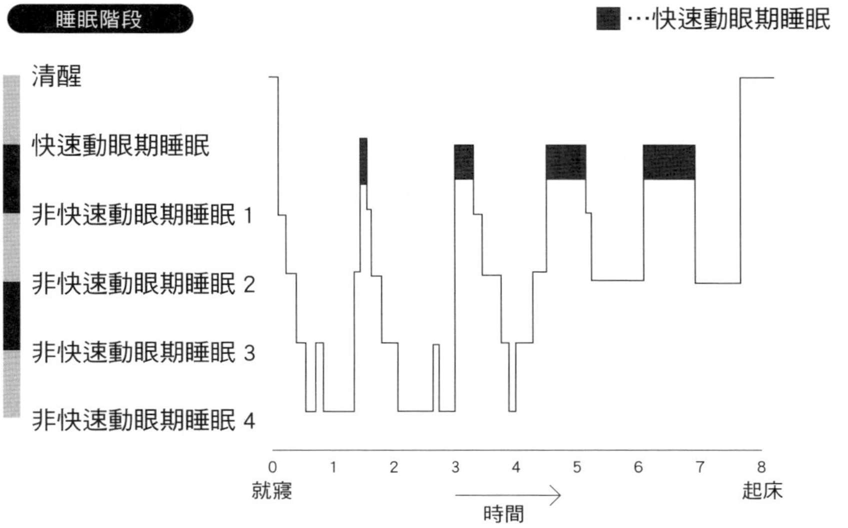

圖1-2 健康成人之睡眠圖譜（橫軸為時間，縱軸所顯示的為一整晚的睡眠階段變化）

人類在睡著之後，首先會進入非快速動眼期睡眠（圖1-2）。在非快速動眼期睡眠時，大腦皮質的神經元（神經細胞→本書第46頁之專欄）活躍程度會下降，並逐漸趨於同步放電。若要更正確地描述，則是神經細胞從原本在停止放電的關機狀態（OFF）與叢集式放電的開機狀態之間重複往返的現象，轉變爲在同樣的時間點一致進入開機狀態（ON）。而隨著睡眠愈深，這個同期化的現象就愈明顯，感覺大腦皮質的神經元群就像運動賽場的觀眾玩起波浪舞一樣，反覆地進行同步放電。而就如同字面意義一樣，表示腦部此時進入了「睡眠模式」。

然而，在經過一段時間（約六十～九十

分鐘）之後，不知道爲什麼腦部又開始活躍起來。此時可以觀察到大腦皮質的神經元停止同步放電，又變得像原來一樣各自放電，這個階段即爲快速動眼期睡眠。此時腦部的活躍程度會跟清醒狀態時一樣，或甚至變得更活躍。但因爲此時的感覺系統及運動系統被阻斷，因此身體仍處於睡眠狀態。這是因爲原本應該藉由感覺系統傳達到腦部的訊息，是透過位在大腦深處的「視丘」這個訊息轉運站來傳遞的，而在快速動眼期睡眠期間，視丘的訊息傳遞功能是被阻斷的。相反地，從腦部藉由運動系統傳達給全身肌肉的訊息，則是在脊髓位置被截斷。也就是說，在快速動眼期睡眠期間，輸入腦部的訊息（感覺）與從腦部輸出的訊息（運動），都在通過傳導介面的階段時被阻斷了，換句話說，就是處於「斷線」的狀態。

之所以一定要阻斷訊息的輸出或輸入，很可能是基於大腦的運作機制。快速動眼期睡眠期間，大腦皮質的活躍程度甚至比清醒時還要強烈，在這個狀態下，若不阻斷腦部與外界的聯繫，身體的機能可能會失控，變成一邊睡覺一邊活動。此外，在把正處於快速動眼期睡眠的人強行叫醒的實驗中，幾乎所有受試者都表示「剛剛正在做夢」。也就是說，做夢是腦部在快速動眼期睡眠時極度活躍的表現。

總而言之，即使在我們睡著之後，腦部也會規律地重複呈現兩種截然不同的狀態（非快速動眼期睡眠與快速動眼期睡眠）。

愈來愈神祕的快速動眼期睡眠之謎

那麼這時候就出現一個理所當然的疑問了，爲什麼腦部要在睡眠中特地採取那麼複雜的程序來產生快速動眼期睡眠，爲什麼要變得更活躍呢？爲了找出答案，許多研究人員應用了之前所說的斷眠實驗，在實驗中意圖選擇性地只去除快速動眼期睡眠。然而，實際上要單獨去除快速動眼期睡眠十分困難，一般情況下，快速動眼期睡眠要在先進入非快速動眼期睡眠一段時間後才開始出現，若想要只去除快速動眼期睡眠，則需要利用睡眠多項生理檢查（Polysomnography）儀器來一邊觀察，一邊在受試動物剛進入快速動眼期睡眠的瞬間將其強行叫醒。可是一旦重複進行這個步驟後，受試動物進入快速動眼期之前的時間（快速動眼期潛伏期）會逐漸縮短，不久之後，動物就會變得一睡著就馬上進入快速動眼期睡眠，那前述的實驗步驟就等同於直接去除掉睡眠本身了。

之前提到的廣播電台主持人彼得．特里普，在斷眠實驗之後的睡眠過程變得比平常更快進入快速動眼期睡眠，而且持續期間還變得更長，這顯示了人類不只具有維持整個睡眠恆定性的機制，也具有維持快速動眼期睡眠恆定性的機制。也就是說，身體會在下次睡覺的時候把之前快速動眼期睡眠不足的部分補回來。而從這一點也可以推測出快速動眼期睡眠很可能擁有和非快速動眼期睡眠不同的功能。因爲如果快速動眼期睡眠眞的是「淺眠」的話，那在斷眠後爲了彌補睡眠應該要出現「深眠」、減少快速動眼期睡眠才對，然而實際情況卻正好相反。

再來介紹一個和快速動眼期睡眠相關的有趣實驗。這個實驗是在一九七〇年代由美國史丹佛大學的數名學生所企劃和執行的，他們當時選修了一個名爲「睡眠與夢境」的課程，於是做爲教程的一環，進行了如後的研究。

如前面所說的，人類的快速動眼期睡眠，會在歷經數十分鐘的非快速動眼期睡眠之後才出現，然後在快速動眼期睡眠結束後，又進入下一次的非快速動眼期睡眠。而在快速動眼期睡眠期間，腦部會進入非常活躍的狀態。於是他們針對快速動眼期睡眠提出了以下的假設：

「之所以會有快速動眼期睡眠去銜接前後階段的非快速動眼期睡眠，可能是爲了要完成一整段長時間的睡眠。」意思是他們認爲，非快速動眼期睡眠可能因爲某些原因無法一直持續下去，所以才要藉由在中間加上快速動眼期睡眠這種類似清醒的「腦部活躍狀態」來連接，來完成長時間的睡眠。也就是說，快速動眼期睡眠就像「黏貼處」一樣，將非快速動眼期睡眠銜接在一起讓我們可以不用醒來而完成長時間的睡眠。

如果這個說法是正確的話，那在非快速動眼期睡眠之後如果有醒過來，就不需要有快速動眼期睡眠。爲了驗證這個假設，他們把實驗設計爲重複進行清醒六十分鐘後睡三十分鐘的步驟。大家還記得快速動眼期睡眠要在非快速動眼期睡眠持續約九十分鐘後才會出現嗎？所以假設快速動眼期睡眠的確是如他們所想的只是用來銜接非快速動眼期睡眠的話，因爲每三十分鐘的睡眠裡並不需要快速動眼期睡眠，那快速動眼期睡眠應該就不會出現。

受試者之一的喬伊・凱莉是一位十八歲的女大學生，在進行這個研究的期間，一直都待在大學的睡眠實驗室裡，身上連接了睡眠多項生理檢查儀器用來監測睡眠狀態，並持續了六天上床睡覺三十分鐘然後清醒六十分鐘的生活。這場實驗是在某天的半夜（凌晨兩點十分）開始的，據說她非常地適應這個睡眠計畫，在實驗中總共九十一次的（三十分鐘）睡眠期間裡，只有一次睡不著。

第一天如他們所預測的，完全沒有出現快速動眼期睡眠。不過隨著實驗持續進行，不久之後受試者就變得入睡後二～三分鐘就會出現快速動眼期睡眠，有時還會在一入睡之後馬上出現。雖然受試者看起來每天都有五小時以上的充分睡眠，但因爲第一天沒有得到快速動眼期睡眠，所以可能是爲了彌補，她的快速動眼期睡眠時程表似乎是被改寫了。也就是說，從這個實驗結果可以推測出，快速動眼期睡眠有其獨自的恆定性維持機制，並擁有比「塡補非快速動眼期睡眠之間的空隙」還要更重要的某些生理機能。

那麼到底爲什麼需要快速動眼期睡眠呢？在最近這幾年之前，由於快速動眼期睡眠中經常會做很多夢，所以它一直被認爲可能與大腦記憶的整理有關，但是最近的研究顯示，記憶的穩定與整理其實與非快速動眼期睡眠才是密切相關的，這讓快速動眼期睡眠的功能更加成謎。不過，近年來快速動眼期睡眠的控制機制已有相當多部分愈來愈明朗化，讓強制性地去除快速動眼期睡眠也變得愈來愈有可能執行，或許找出它眞正功能的日子已經不遠了。

快速動眼期睡眠與不可思議的夢境

德國詩人赫曼．赫塞（Hermann Hesse）曾說過「不論是多遙遠的夢想，只要堅定自己的信念，就有可能實現」，這是他勉勵年輕人要胸懷大志，懷抱成功的信念努力不懈的優美語句。「夢」這個詞彙經常被賦予「希望」或「願望」之意，或許是因爲自己的願望經常會出現在夢裡吧！不過實際上，大家的夢境裡是不是經常會出現「恐怖」或「不安」的內容呢？

大家常說的「好像做夢一樣」的夢是在快速動眼期睡眠做的，不過，目前已知在較淺的非快速動眼期睡眠期間也會做夢。快速動眼期睡眠時的夢境內容很奇妙，通常是伴隨著感情的故事性夢境，相對地，非快速動眼期睡眠的夢境內容則大多比較單純。

快速動眼期睡眠的夢境經常是由異想天開或不可思議的故事所構成，夢裡會發生各種物理上、理論上不可能發生的事。此外，也常常會有被某人追趕、考試不合格、珍惜的物品損壞等伴隨有不安、焦慮或恐懼等情緒的內容。美國哈佛大學的艾倫·霍布森（Allan Hobson）教授在記錄自己的夢境後發現，夢中的故事特徵除了會有強烈的情緒波動（例如恐懼或喜悅）及不合邏輯的故事展開外，還通常會有運動性的內容，也就是在夢裡自

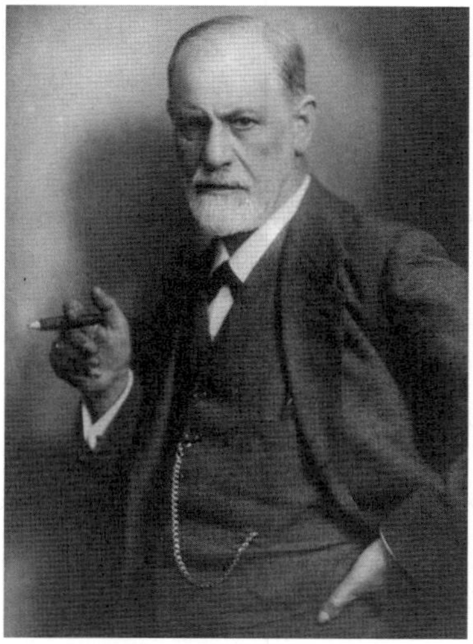

圖1-3　對夢境進行科學分析的精神分析學家佛洛伊德。

己經常會因爲某些原因而動來動去。他認爲這可能是因爲腦幹中與運動有關的區域在快速動眼期睡眠時特別活躍的關係，而這一點或許與本書後面會提到的運動學習，也就是程序性記憶（本書第40頁的表1-1）的強化有某種關聯。

因爲夢境裡異想天開的故事情節與伴隨的強烈情緒波動（高興、恐懼、不安等情緒波動），夢境經常被認爲是「能夠預見未來」或「帶有某種暗示」之類的超自然現象。此外，也有人因爲受到佛洛伊德對夢境所提出之理論的影響，認爲「夢所表現的是人類潛在或被壓抑的慾望」而嘗試去分析夢境裡的故事情節。不過，身爲神經學研究人員的我們，則認爲夢是「快速動眼期睡眠中因爲腦部活動而產生的一種幻覺」，或說得更誇張一點，「快速動眼期睡眠期間，腦部爲了維持其機能必須進行運轉，而該運轉期間所產生的『雜音』就是夢」。雖然我們不安的情緒的確會在夢裡以各種不同的形式表現出來，但那絕對沒有暗示未來的意義在裡面。在夢境裡出現的事物，是我們大腦在過去所獲得的記憶片斷。而比起夢裡的故事情節，神經學及生理學研究人員更關心的是爲什麼會做夢以及大腦在做夢時的運作機制。雖然不安這種情緒有時的確會引發大腦聯想到各式各樣的記憶，但分析夢中的故事情節（對神經學研究人員來說）並沒有太大的意義。因此本書後述內容雖然會提到引起做夢的機制，但不會涉及到夢境在心理學方面的解析。

「挑戰者號」的悲劇也是睡眠不足造成的

「如果不用睡覺的話該有多好啊，這樣一天就多了七個小時可以自由使用了……。」大家在臨近考試前一定都曾想過這種事吧！的確，睡眠總是會給人一種消極又被動的印象，只是因爲夜間不用工作所以讓疲勞的身體休息一下，是一段沒有什麼用、被浪費掉的時間。應該也有人覺得只要自己精神上能自律，就可以抵抗睡眠的誘惑吧！像拿破崙就曾經針對睡眠時間的長短說過「勤奮的人睡三個小時，普通的人睡四個小時，怠惰的人睡五個小時」，很顯然地，他就覺得睡眠是「浪費時間」。此外，發明大王愛迪生也對自己睡眠時間很短感到非常自傲，甚至還曾對下屬說過「睡覺不過是浪費時間而已」。

另一方面，愛因斯坦就是一個長時間睡眠者，據說一天要睡十個小時以上。而我們當然不可能認爲在理論物理學領域裡建立多項標竿的愛因斯坦是在浪費時間。透過本書之前的說明，相信大家都已經了解睡眠對於身心是不可或缺的生理機能。例如一九八六年「挑戰者號」太空梭在發射後僅僅七十三秒就發生爆炸的悲劇，據說就是肇因於睡眠不足而導致的人爲失誤。儘管美國航太總署（NASA）工作人員這樣士氣高昂的精英集團對於太空梭發射這個重大項目投注了那麼多心力，最後依舊對抗不了睡眠不足。莎士比亞也認爲睡眠非常重要，在《馬克白》中就曾寫道「睡眠，是生命筵席裡的主要營養（Sleep, a chief nourisher in life's feast）」，這句極爲優美的詞句完美地表現出了睡眠中發生的某種作用對身心的益處。實際上，這個世界上應該也沒有比睡眠更「療癒」的事了吧！

睡眠充足讓人變成遊戲達人！

前面所說的都是不睡覺可能會造成什麼危害，那麼現在開始來積極一點，看看睡眠可以爲我們帶來什麼好處吧！

有些人在考前複習的時候以爲「睡覺會把唸過的東西忘掉」所以就熬夜不睡，但很明顯地這是一個錯誤的觀念，因爲很早以前就已經知道睡眠是能夠強化記憶力的。

「醒著」或是「睡著」的狀態對保持記憶有什麼樣的影響呢？早在一九二四年心理學家

傑金斯與達蘭巴克（J. G. Jenkins and K. M. Dallenbach）就曾發表過一個很重要的論文，是最早揭示睡眠在學習方面意義的研究成果。

他們以健康成人為對象，讓受試者在上午十點以前記住十個由英文字母組合而成的無意義單字。接著將受試者分成清醒組和睡眠組，在之後的一～八個小時中，各自測試受試者是否能記得先前記住的無意義單字。結果顯示和清醒組相比，睡過覺的睡眠組忘記的單字要少得多。

睡過覺的人有更好的記憶力這實驗結果雖然具有劃時代的意義，但這兩位學者並未針對這個結果進行進一步的研究，而是提出了一個解釋，認為和清醒時相比，睡眠中因為外來的刺激較少，所以不會干擾到腦中的記憶，不容易遺忘記住的事情，這種說法被稱為「干擾抑制說」。

不過，近年來的研究已顯示睡眠中不只能維持記憶，還有「強化記憶」的功能，也就是睡眠與記憶的強化及穩定有關，這一點干擾抑制說就無法解釋了。

其實最早提出這種理論的是古羅馬帝國的教育家坤體良（Quintilian），他在兩千多年前就提出了以下的說法：「前一天無法順利記住的事到了第二天反而能夠輕鬆完成，很多人都先入爲主地以爲睡眠容易引起健忘，但其實正是它強化了記憶力」，這眞的是一種非常有先見之明的說法。大家應該也有這種經驗吧，在練習某項運動或樂器時，本來還一直不得要領，但在過了兩、三天後卻突然明顯進步了，而且這兩、三天內還沒有練習。那麼到底爲什麼會突然進步呢？睡眠很可能就在這裡面扮演了關鍵的角色。

針對睡眠與記憶之間的關係，還有許多各式各樣的實驗。例如下面這個實驗，是在螢幕上播放多角形的影像，當受試者在手邊的觸控板上用筆照描時，螢幕上也會出現受試者描繪出的軌跡。接著給受試者一個作業，要求他們利用這個實驗裝置一筆描繪出螢幕所播放的多角形。但其實這個裝置中的觸控板被動了一些手腳，受試者必須畫出實際多角形旋轉九十度後的圖形才會顯示出描繪正確。因此，一開始受試者幾乎都無法正確地描繪出來，但在多練習幾次之後，則變得可以順利完成。就跟玩電動遊戲愈玩愈熟練的要領一樣，描繪出正確圖形所需的時間也愈來愈短。在讓受試者練習完「旋轉圖形描繪作業」後，將受試者分成兩組，一組讓他們睡覺，一組則保持清醒，並等到睡眠組睡醒之後，再讓所有受試者進行一樣的作業。結果發現睡眠組的描繪時間大幅縮短，而清醒組的成績則沒有進步（圖1-4）。

在這裡要大家注意的是，睡眠並不是「維持」這個特殊作業的技術水準而已，而是很明

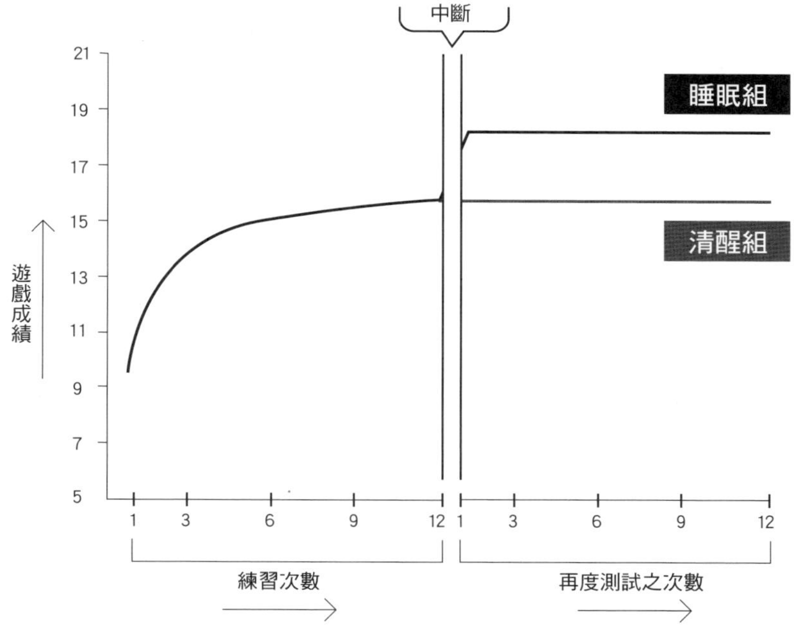

圖1-4 讓受試者重複進行「旋轉圖形描繪作業」後，成績會逐漸進步。而其中令人驚訝的是，睡眠過後成績會有更明顯的進步。

顯地讓水準「提升」了。類似的實驗還有很多，例如在螢幕中央以相同間隔時間播放英文字母，但在螢幕其他不同區域則會以隨機方式偶爾出現不具意義的圖形，然後要求受試者只有在出現某個特定圖形的時候才按下開關，研究人員則負責評判出現特定圖形後到受試者按下開關的反應時間及正確性。或者是利用俄羅斯方塊這種相對簡單的電動遊戲，請從未玩過的受試者來進行遊戲。此外，也有以打字速度爲指標進行的實驗。

不論是以上哪種實驗，受試者一開始雖然都無法順利完成，但之後就會逐漸進步。而只要在受試期間有睡過覺，即使中間沒有進行練習，受試者也都會有明顯地進步。這些現象都是干擾抑制說無法解釋的，也顯示出睡眠能夠主動提升動作技能的水準。

睡眠對「程序性記憶」的顯著效果

記憶可以分爲幾個種類（表1-1）。

記憶首先可大致分爲「陳述性記憶（宣告記憶）」與「非陳述性記憶（非宣告記憶）」，「陳述性記憶」是指可以用言語說明的記憶，一般認爲位於顳葉（temporal lobe）內側之海馬體在此種記憶的建立過程中扮演了重要的角色。

表1-1 記憶的種類

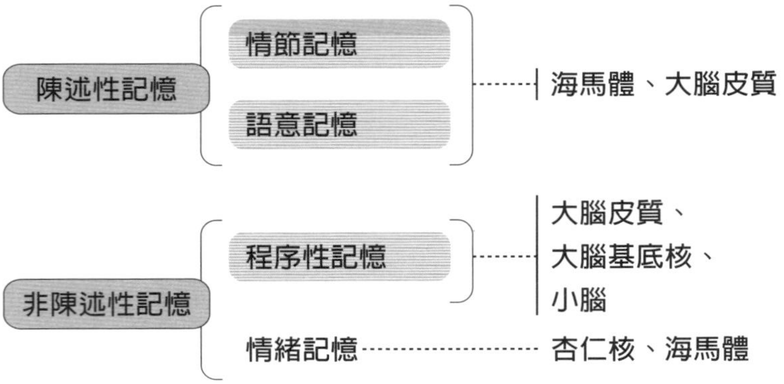

陳述性記憶還可進一步分爲「情節記憶」和「語意記憶」。「情節記憶」是類似日記所記述的內容一般，是帶有時間、地點等訊息的個人經歷相關記憶，例如「上個星期四我在澀谷遇到了朋友景子」就屬於此類。情節記憶中，特別與地點有關的記憶稱之爲「空間記憶」，例如一般情況下我們都記得住車子停在停車場裡的位置，這就是空間記憶。相對於情節記憶，「語意記憶」則是個人性事物或一般性事物中，無關於特定事件的客觀事實，像是「澀谷」這種地名或是朋友「景子」的姓名這一類就屬於此種記憶。

相對於「陳述性記憶」的「非陳述性記憶」中，則包括「程序性記憶」和「情緒記憶」。所謂「程序性記憶」是指文章或語言無法表現出來，且與技巧或動作技能有關的記憶。例如樂器演奏、體育運動或電動遊戲等頭腦不用思考也能在反覆練習中進步的事物，其相關記憶就屬於此類。實驗中經常被用來測試的就是這個非陳述性記憶下的程序性記憶，這是因爲陳述性記憶屬於需要大腦認知的記憶，容易受到當下心情或注意力所影響，且個體差異極大難以評估。尤其是因爲睡眠會影響到受試者的注意力，所以實驗結果會受到注意力大幅影響的項目並不適合做爲研究主題，也因此採用程序性記憶的實驗極爲常見。前述的「旋轉圖形描繪作業」或俄羅斯方塊的熟練度也都是與程序性記憶相關的測試。

腦中掌控程序性記憶的區域主要為大腦皮質、大腦基底核及小腦，而前述的實驗也已證明睡眠對於強化程序性記憶極為重要。此外，目前也已知睡眠所強化的並非早期記憶，而是相對較為近期的新記憶。由於非陳述性記憶與陳述性記憶的形成機制有很大的差異，所以在提到記憶與睡眠之間的關係時，兩者不可混為一談。不過儘管強化效果不如程序性記憶那樣穩固，從先前提到的傑金斯與達蘭巴克之研究報告中還是可以看出，睡眠對陳述性記憶的強化效果仍是毋庸置疑的。

另外，美國哈佛大學的史提高德（Robert Stickgold）等人所提出的研究報告指出，睡眠能提高智力測驗的成績，也就是說不只是記憶力，睡眠也能提高智力與認知能力。而在德國呂北克大學博倫等人之研究小組最近的實驗中，先讓受試者在學習過程中嗅聞特定的香味（如玫瑰等怡人的香味），接著再讓受試者在非快速動眼期睡眠期間嗅聞同樣的香味，結果顯示學習效率會得到強化，而且還發現海馬體在這個期間變得更為活躍，這表示若能在睡眠期間重現學習時的感覺，則「睡眠中的記憶強化效果」會更為加強。

由此可知，睡眠的確可以讓各種不同的記憶更為穩定及強化。我們人類在清醒時會經歷數不清的各種事情，並從中學習到各種不同的知識，而這些知識都會在睡眠中得到強化！

快速動眼期睡眠與非快速動眼期睡眠的作用之相異性

話又說回來，睡眠分成快速動眼期睡眠與非快速動眼期睡眠。那能夠強化記憶的到底是其中哪一種睡眠呢？

就如同前面說過的，在快速動眼期睡眠期間，明明在睡覺大腦卻會因爲某種原因而特別活躍，並且還會做夢，而夢境則是由各種記憶片斷連接而成。這樣看來，快速動眼期睡眠期間會發生記憶重組這種推論應該是正確的，而這一點在某種程度上也已獲得實驗證明。舉例來說，就有實驗結果顯示讓大鼠學習某樣技能後，大鼠的快速動眼期睡眠時間會隨著學習內容的增加而增長，而若是剝奪其快速動眼期睡眠，則學習效果會下降。由此可見快速動眼期睡眠在記憶和學習過程中扮演了重要角色。而透過正子放射斷層攝影（PET）的影像分析技術也會發現，在快速動眼期睡眠期間，大腦中與陳述性記憶有關之海馬體其活躍程度有提高的現象。

不過近年來的主流學說，則是非快速動眼期睡眠，尤其是深層的非快速動眼期睡眠，在強化記憶上比快速動眼期睡眠發揮了更重要的作用。當進入深層的非快速動眼期睡眠時，大

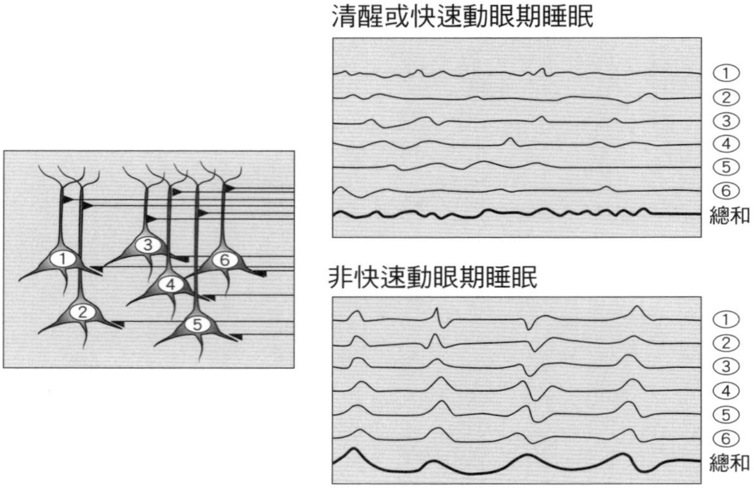

大腦皮質的錐體細胞接受來自多個突觸各自輸入的訊號。當輸入的神經纖維不規律地放電時，錐體細胞的反應會不同步，電極所檢測到的電氣活動在總和之後振幅會變小（上圖）。而即使是相同的輸入訊號數量，若錐體細胞在短時間內以同步方式放電的話，則總和之後的腦波振幅會大幅增加（下圖）。

圖1-5 各自放電（上圖）與同步放電（下圖）。

腦皮質中被稱爲錐體細胞的大型神經元的放電情形（→第55頁之專欄）會逐漸同步。此時，神經元會先停止清醒或快速動眼期睡眠時的各自活動，並在同步靜止後再開始活動（圖1-5）。這種錐體細胞的同步放電現象很可能在維護神經元本體及重新建立細胞間連結方面有很重要的作用。腦部在運轉期間並不適合重建新的細胞間連結，而在睡過一覺之後，則會轉變爲有利於重建細胞間連結的環境，這就和店面要整修時必須要先暫停營業是一樣的情況。動物實驗結果也顯示，當牠們的睡眠被剝奪時，構成記憶基礎的「長期增強作用」（→第46頁之專欄）之效果也會明顯減弱。

大腦皮質中每一個神經元都會接收成千上萬的輸入訊息，亦即會從其他神經元接收數量龐大的突觸連接。這些突觸連接的強度（突觸傳遞效率）每一個都不盡相同，且隨時都在變化。同時還會有新的突觸連接建立，以及舊有的突觸連接消失。這種生氣勃勃的變化過程，與腦部的記憶及學習密切相關，可以說就像是在不斷更換訊息傳輸的線路一樣。大家想想看，在進行大規模線路更換的時候，如果在電源開關還是開著的情況下就拔插線路的話，是不是會造成設備損壞呢？這就跟維修電力設備的時候必須在不通電的情況下才能進行的道理一樣，更換線路時也必須讓裝置進入睡眠模式才行。

綜合前述的內容我們可以得知，睡眠不只能保護身體的恆定性維持機制，讓精神維持在正常狀態，甚至還參與了記憶強化工作。睡眠對我們來說，其重要性並非只是不睡覺會導致身心失調而已，還能提升自我能力，具有積極正面的意義。

不過這些特性，並不能完全回答「爲什麼要睡覺」這個問題。睡眠期間腦部是進行了什麼樣的流程才達到前述功能？而且爲什麼這些流程必須要在睡眠中進行？爲了解開這些謎題，從下一章開始一起來探索睡眠的眞面目吧！

COLUMN 1

神經元（神經細胞）

腦部的功能，是靠負責傳遞與處理訊息的細胞——神經元（神經細胞）來完成的。人類的腦中約有一千億個神經元，每個神經元都有負責接收訊息的突起（樹突）與發送訊息的突起（軸突），完全具備了訊息處理設備該有的特徵。樹突是從細胞本體延伸而出的多個分支突起，軸突從細胞體延伸出來時通常只有一根，末端則會形成分支與其他神經元的樹突或細胞體連接。

大腦皮質是我們人腦中構造最精密的部位，具有六層構造，約有１４０億個神經元。每一個神經元透過突觸接收來自其他神經元的成千上萬個訊息，而每一個突觸就像微型處理器一樣能夠經常變化傳遞效率，再加上突觸本身的構造及數量也隨時都在變化，可以想見大腦的演算能力是多麼地強大。

如此精緻的運作機制如果隨時都在運轉的話，很容易產生各式各樣的問題。所以我們才需要每天睡覺，來恢復及維持它的正常功能。

長期增強作用

透過突觸相連的神經元中，若對傳送訊息的神經元給予高頻率的刺激，則能夠強化突觸連接，此現象稱為「長期增強作用」。也就是說，在經過多次刺激之後，神經元間突觸的訊息傳遞效率會增加。長期增強作用的研究一般都用於與學習及記憶密切相關的大腦海馬體，而這個現象一般認為是形成記憶的機制之一。

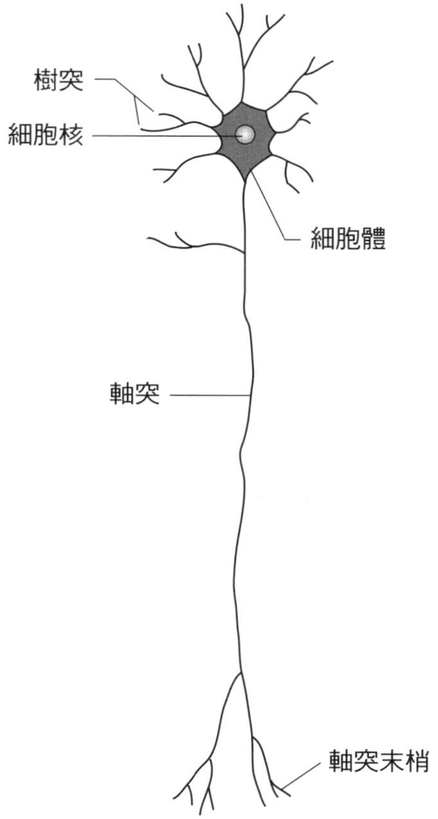

第2章

利用最新技術探尋「睡眠的真面目」

從圖像分析可以看出「快速動眼期睡眠與非快速動眼期睡眠是如此地不同」

上帝爲了補償
人間諸般煩惱事，
給了我們希望和睡眠。
（伏爾泰）

在第1章中，我們已經大致了解了睡眠的必要性與睡眠的功能，那麼在睡眠期間內我們的身體與大腦到底發生了什麼事呢？還有，我們要如何去客觀地觀察這種「睡眠」的狀態呢？接下來本章就將針對這些內容進行說明。

睡眠到底是什麼？

從定義上來看，所謂的睡眠是指對外界刺激反應性降低的一種生理狀態，且此狀態能夠輕易解除。也就是說，像植物人或腦死等昏睡狀態的情況、或因為全身麻醉而睡著時，雖然也對外界刺激的反應性降低，但無法滿足「能夠輕易解除」這個條件，因此不能算是睡眠。

其次則是睡眠期間在感覺系統對外部刺激（輸入腦部的訊息）反應性降低的同時，運動系統（從腦部輸出的訊息）中具有目的性的行動也會消失。雖然睡眠中會有翻身等自發性運動，或是某些疾病如「快速動眼期睡眠行為障礙」或「夢遊症（睡遊症）」等（請參照第7章）有時會有在睡眠中活動的情形，但這些都不屬於具有目的性的行動。

第三，大部分動物在睡眠時會採取該物種特有的姿勢睡覺。以人類來說通常是躺下來睡覺，大鼠或小鼠則是會將身體蜷曲成一團和同伴緊靠在一起睡覺，還有某些動物則是能維持站立的姿勢睡覺。此外，不論是哪種動物，大部分都是回到巢穴裡才睡覺，人類一般也是在自己家裡睡覺。不過在後面第7章也會提到，候鳥能夠在飛行的狀態下睡著，海豚也能在游泳的時候睡覺，因此也有某些動物並不適用這些原則。

然而，若僅以這些特性為根據從旁觀察人類或動物的樣子，有時也會無法判斷他（牠）們是不是真的已經睡著。有些動物雖然看起來動也不動，但實際上意識狀態還很清醒。這些睡眠的特徵雖然可以協助判斷，但卻難以說是確定的依據，以人類來說，有時就會有「裝睡」的情況。

利用「腦波」觀測睡眠

那麼要如何才能客觀地區分真的「睡眠」與「裝睡」呢？實際上直到一九三〇年代有了腦波這種監測技術後，科學家才開始能夠從生理學角度來觀察睡眠。而到了現代，則是利用睡眠多項生理檢查（圖2－1）儀器來客觀性地觀察睡眠。這個儀器能夠同時記錄包括腦波、肌電

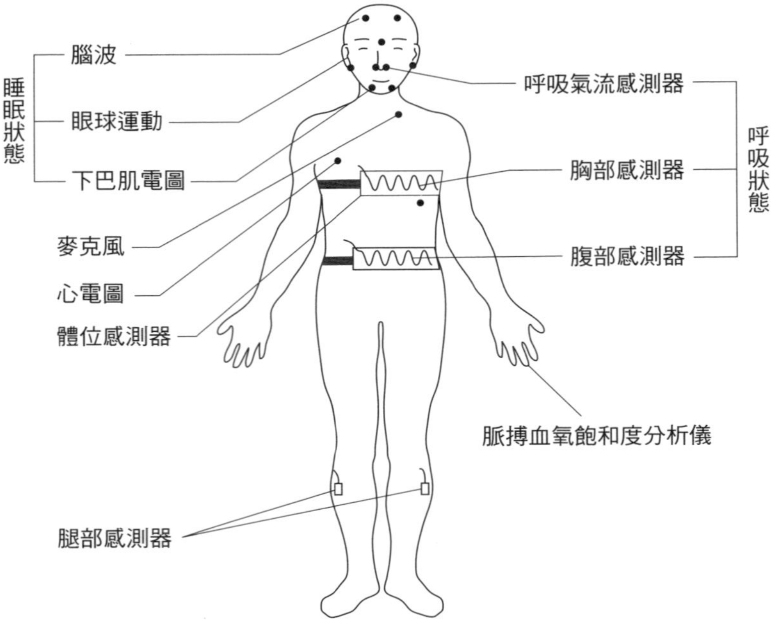

圖2-1 睡眠多項生理檢查儀器

圖、眼電圖、心電圖等生理性指標，不過，其中最重要的指標還是腦波。

人類的腦波是在一九二四年初次由德國的精神科醫師漢斯・伯格（Hans Berger）測量到的。當時人們已經知道只要將電極放在肌肉部位的皮膚表面，就可測量到肌肉活動時的電位變化（以這種方式測量到的電位變化稱爲肌電圖），而伯格醫師則是將肌電圖所用的電極貼在頭皮上時，發現也能測量到電氣活動。此外，他在當時就已經發現腦波在清醒時和睡眠時有明顯的相異之處，並記錄下清醒時的腦波是快速而振幅小的波動，睡眠時的腦波則是振幅大

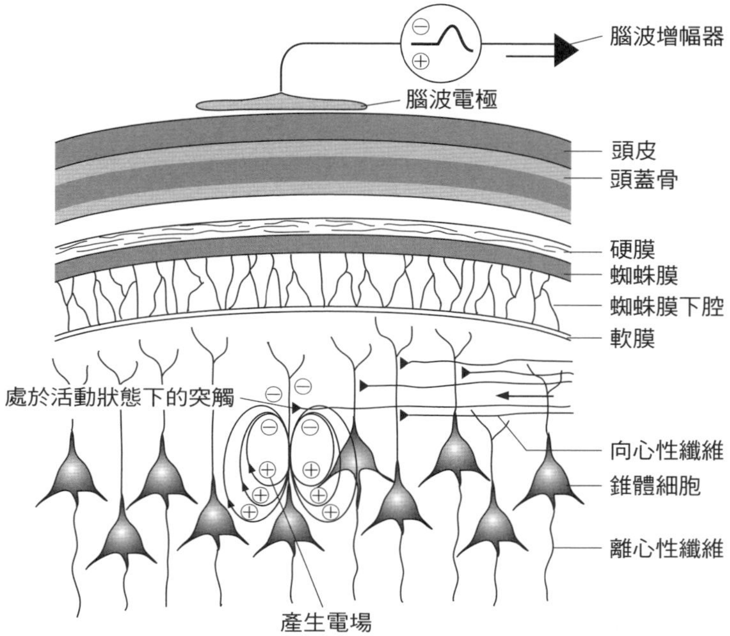

圖2-2　腦波之產生機制

而緩慢的波動。然而，當時「腦部這種能產生精神活動的高級組織怎麼可能會被測量到什麼電波」的觀念，使伯格的發現並沒有受到重視，僅被認爲不過是測量到顏面肌肉的肌電圖而被忽略。不過之後歷經了數個研究，證明伯格的發現是正確的，即使到了現在，腦波仍是判斷睡眠階段最重要的生理性指標。

那麼，腦波是如何產生的呢？在大腦皮質（→97頁之專欄）中，有許多錐體細胞大致上以垂直方式排列。這些細胞就如字面上所看到的，爲呈現「錐體」形狀（金字塔形狀）的神經元，並從頂端伸出大而長的樹突，稱爲「頂端樹突」。在頂端樹突上有許多從其他神經元連接過來而形成的突觸，一般認為在這裡所產生的電氣變化（突觸後電流）集合之後即產生了所謂的腦波（圖2-2）。

不過，從單一的神經元所發出的電場極為微弱，而且與電極片相隔有數公分的距離，因此檢測到的腦波其實是成千上萬的神經元所產生的突觸後電流集合而成的，也因此腦波信號的強度，要視電極附近的神經元其活動同步的程度而定。若是神經元各自放電讓電位彼此互相抵銷，其結果就是突觸電流所產生的電場振幅變小（→第44頁的圖1-5）。此外，雖然錐體細胞在進行較大的電氣活動時會產生動作電位，但因為動作電位呈現尖峰狀且持續時間短暫不易同步，負責將腦波中雜訊清除的濾波器會將其消除。因此構成腦波的，主要為在頂端樹突所發生的突觸後電流之總和。

根據腦波劃分的不同睡眠階段

一九六八年瑞赫夏芬（Rechtschaffen）及凱爾斯（Kales）根據腦波紀錄，彙整出了一套判定人類睡眠階段的標準。

COLUMN 2

動作電位（Action potential）

包括神經元在內的所有細胞皆是由細胞膜所包圍。細胞膜內有許多帶有不同功能的蛋白質，例如能夠選擇性讓離子通過的離子通道蛋白質、或者是能選擇性讓特定物質進入細胞內的運輸蛋白質、還有能與具有特定生理活性的物質相結合並將訊息傳遞到細胞內的受體蛋白質等，而在一般情況下，細胞內側的電位為負，外側的電位為正。內側電位為負的情況稱為「極化」，當這個電位往零的方向（也就是往正電位的方向）變動時，則稱為「去極化」。去極化到達某個程度（閾值）時，電位會急速地在極短時間內往去極化的方向大幅變動，這個現象就稱為「動作電位（Action potential）」。而動作電位是由於細胞膜對鈉離子與鉀離子的通透性改變而產生的。

動作電位會引起緊鄰在旁的細胞膜發生去極化產生動作電位，這種如同骨牌效應讓動作電位沿著軸突行進的傳遞系統，能將神經元發出的訊息像數位訊號一樣即使傳導到遠方也不會衰減。而相同的電氣現象若是以電線傳導電流的方式進行，訊號就會隨著傳導距離拉長而逐漸衰減。

需要快速傳遞訊息的神經元其軸突周圍部分位置會有具絕緣體性質的髓鞘包圍。這些髓鞘能讓動作電位跳躍性地行進，讓傳導速度更快速，稱為跳躍式傳導。神經元產生動作電位的現象稱為「放電」，而動作電位的頻率則稱為「放電頻率」。

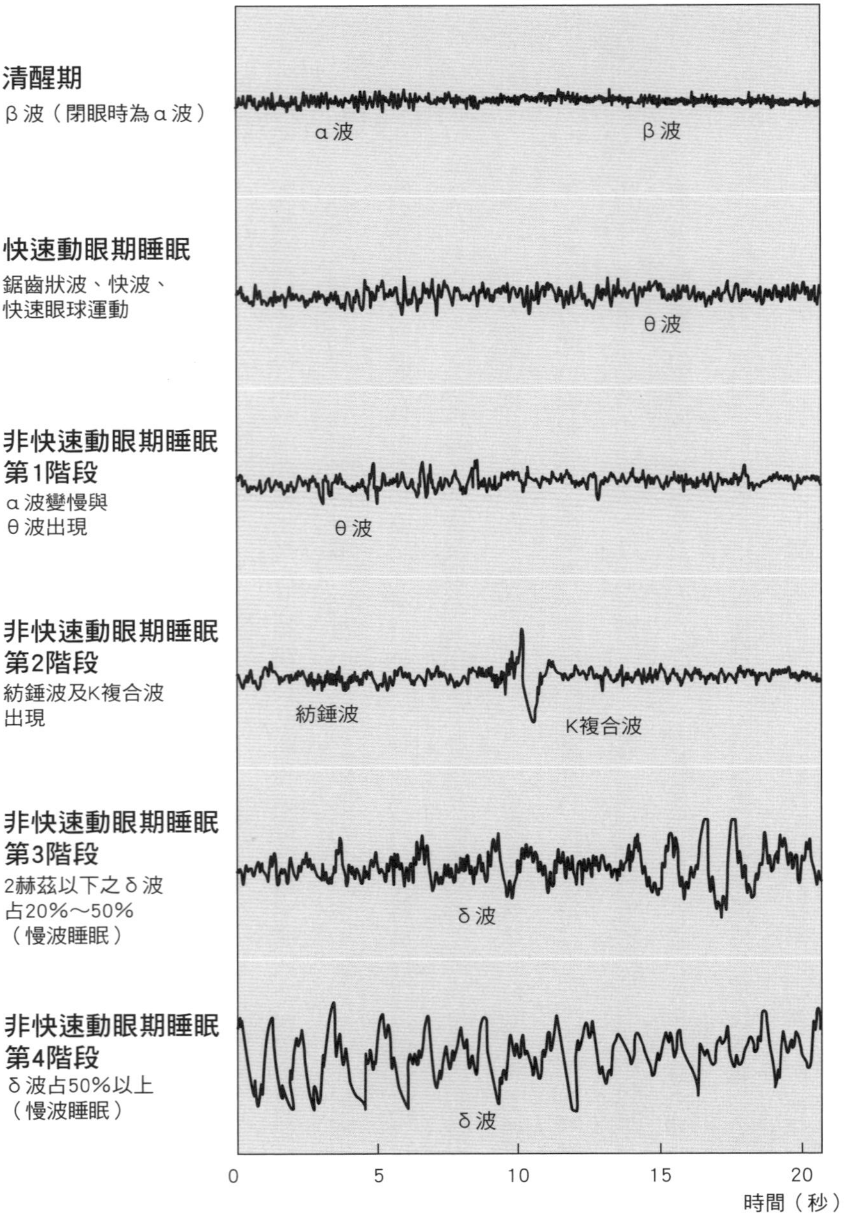

清醒期
β 波（閉眼時為 α 波）
α 波
β 波
快速動眼期睡眠
鋸齒狀波、快波、
快速眼球運動
θ 波
非快速動眼期睡眠
第1階段
α 波變慢與
θ 波出現
θ 波
非快速動眼期睡眠
第2階段
紡錘波及K複合波
出現
紡錘波
K複合波
非快速動眼期睡眠
第3階段
2赫茲以下之 δ 波
占20%～50%
（慢波睡眠）
δ 波
非快速動眼期睡眠
第4階段
δ 波占50%以上
（慢波睡眠）
δ 波
0
5
10
15
20
時間（秒）

圖2-3 睡眠各階段之腦波。

他們將人類的睡眠分爲五個階段，分別是快速動眼期睡眠以及根據睡眠深度細分成第一到第四階段的非快速動眼期睡眠，同時還將非快速動眼期睡眠的第三及第四階段區分出來爲慢波睡眠（slow wave sleep）（圖2-3）。

若以腦波的狀態來看，人類在清醒時大腦所有區域的腦波都會呈現高頻率的β波，若是在清醒情況下閉上雙眼，則後額葉附近會開始出現頻率稍低的α波。當大腦進入非快速動眼期睡眠後，會出現頻率更低的θ波，當α波減少至整體50%以下的狀態時，即判定爲非快速動眼期睡眠的第一階段。接下來，當腦波出現紡錘波及K複合波等特徵性的波形時，則爲第二階段。當頻率低於2赫茲的慢波（δ波）占整體20%以上到50%之間的階段爲第三階段，最後當慢波占50%以上後則爲第四階段。

快速動眼期睡眠的發現

前面已經說過，睡眠大致上分爲快速動眼期睡眠與非快速動眼期睡眠。不只是睡眠與清醒是兩種截然不同的狀態，我們在睡眠中一樣會有完全相異的兩個狀態在交互進行。也就是說，腦部的功能性狀態，或者說是運作模式，大致上可分成清醒、非快速動眼期睡眠與快速動眼期睡眠三種。在這裡就先來複習一下第1章也提到過的快速動眼期睡眠。

一九五三年科學家歐根・阿瑟林斯基（Eugene Aserinsky）與納瑟尼爾・克萊特曼（Nathaniel Kleitman）發表了一個名留睡眠醫學史上的重大發現。當時克萊特曼注意到了人在入睡後會出現慢速的旋轉眼球運動，並對其與睡眠深度的關係產生了研究的興趣。於是他指示了當時的研究生阿瑟林斯基將一整晚睡眠中的眼球運動記錄下來，而首先做為預備試驗受試者的，則是他自己的七歲兒子亞蒙（Armond）。但在亞蒙配戴上記錄眼球運動的儀器並入睡後，儀器卻記錄到了出乎預料的現象，睡眠中的亞蒙眼球開始出現快速且不規則的運動。於是阿瑟林斯基將這個現象報告給他的恩師克萊特曼，克萊特曼馬上意識到這是一個非常重要的發現而決定進一步地深入研究。之後，他們找了更多的受試者進行實驗，並觀察到睡眠中的眼球運動還會伴隨著心跳次數與呼吸次數的變化，然後最後發現到這些現象是來自於睡眠中規律出現的腦部強烈活動。由於在此之前一般都認為腦部在睡眠期間的活動力是低下的，因此這個「睡眠中的腦部活化現象」在當時是非常重大的發現（在腦部研究的領域中常以「活化」來表現腦部活動增強的現象）。最後，他們將此種睡眠中快速眼球運動（rapid eye

表2-1　人類的清醒與睡眠

睡眠、清醒之階段	夢	腦波	眼球運動	行動	肌肉緊張程度（輸出到肌肉之訊息）	感覺系統輸入之訊息	意識狀態
清醒	無	低電壓、快波	跟隨想看之物體	具有目的性之行動	正常	100%傳入腦部	意識清楚，能完全認知自己所處之環境。
非快速動眼期睡眠	單純的影像	高電壓、慢波	無	會有翻身等動作	由於來自腦部的命令減少，所以會下降，但並非完全沒有。	雖能傳入腦部，但處理感覺的中樞功能下降。	無意識
快速動眼期睡眠	複雜、奇妙並具有故事性的夢境。	低電壓、快波	能觀察到快速眼球運動	幾乎沒有	原則上消失	在視丘部位被阻斷	無意識

movement）的現象取名爲快速動眼期睡眠（REM睡眠）。

儘管快速動眼期睡眠的發現是睡眠研究史上劃時代的成果，但這件豐功偉業卻如同前面所說的有一半是靠著偶然與幸運而來的。在研究的世界裡，有些重大的發現乍看之下似乎只是因爲偶然或幸運而造成的，然而，這是因爲那些總是努力不懈的研究者們懂得把握住那忽然到訪的幸運，而且也正是因爲他們擁有不會讓運氣溜走的觀察之眼以及認清其重要性的專業能力，才能讓這些研究開花結果，阿瑟林斯基的發現就是其中一例。

雖然有些人會把快速動眼期睡眠俗稱爲「淺眠」，但這其實是錯誤的。的確，因爲快速動眼期睡眠期間腦部的活動比較活躍，所以腦部的休息程度也可以說是比較「淺」，但快速動眼期睡眠和非快速動眼期睡眠之間的差異，其實並非「量」的不同，而是在「質」的方面截然不同（表2－1）。這正好可用電腦的三個狀態來比喻，一個是電腦打開且連接到網路的狀態（清醒），一個是進入睡眠模式的狀態（非快速動眼期睡眠），然後還有一個是離線但仍在使用中的狀態（快速動眼期睡眠）。人類一天中有三分之一是在睡覺中度過的，而這段睡眠時間裡則有四分之一是快速動眼期睡眠。

此外，快速動眼期睡眠時的腦波和清醒時相似，爲快速且振幅小的波形，且可觀察到因海馬體活動而產生的θ波（第56頁的圖2－3）。

快速動眼期睡眠與非快速動眼期睡眠表現在全身的巨大差異

快速動眼期睡眠與非快速動眼期睡眠的差異不只表現在腦部，在全身的生理機能上也表現出非常巨大的差異。由於我們全身的機能都受到腦部控制，所以會有這種現象也可以說是理所當然。那麼，現在就來看看身體在這兩種睡眠期間各自表現出來的特徵。

非快速動眼期睡眠一般都被認爲是腦部休息的時間。首先，腦部的能量消耗與神經元的活動都是一天中最低的。這個時期的腦波則是緩慢且振幅大的波形，這是因爲前面說過的大腦皮質的神經元開始進行同步化的活動。非快速動眼期睡眠期間身體的機能也具有特徵性，由於腦部掌管運動機能的區域對全身肌肉下達的命令減少，因此肌肉的活動也會變少，不過必要時的翻身等動作仍能進行。體溫也會下降，同時也會減少能量消耗。而在自律神經系統的功能中，此時交感神經的機能減弱，副交感神經的機能亢進，因此血壓和心跳次數下降，消化系統的機能則亢進。非快速動眼期睡眠期間身體和腦部看起來都進入休息狀態，對感覺系統輸入訊息的處理也無法像清醒時一樣，而這一切都是因爲身爲中樞的腦部其機能下降而造成的正常反應。不過這並不表示感覺系統完全被阻斷，只要想像一下，此時若有巨大聲響或是周遭突然明亮起來，任何人都會醒過來的場景就知道了。

至於快速動眼期睡眠期間腦部和全身的狀態，則跟非快速動眼期睡眠期間有顯著的不同。其中最讓人驚訝的是此時的腦部活動比清醒時（甚至比正在拆解數學難題等智力活動時的腦部）還活躍。從發現快速動眼期睡眠以來，就不斷有許多研究人員致力於解開其生理上的意義，這可能是因爲快速動眼期睡眠一直是一種非常神祕的狀態，而且也因爲第1章所說過的，它與夢境有密切的關係。如果將正處於快速動眼期睡眠的人叫醒，這個人能將剛才做夢的內容非常詳細地講述出來。而且該夢境會非常的不可思議，有時還會是一個充滿魅力的故事（人在較淺的非快速動眼期睡眠時偶爾也會做夢，但夢境內容則十分呆板而單純）。

由於快速動眼期睡眠時的大腦皮質與清醒時一樣，或甚至在進行更活躍的活動，因此腦波與清醒時極爲相似，爲低振幅的快波。也因爲如此，快速動眼期睡眠經常被稱爲異相睡眠（paradoxical sleep）。此外，在快速動眼期睡眠時會有讓運動神經元麻痺的訊號從腦幹送往脊髓，因此除了眼部肌肉、聽小骨（中耳內的小骨）肌肉及呼吸肌等肌肉以外的全身骨骼肌會進入麻痺狀態。所以快速動眼期睡眠期間腦部的命令不會傳達到肌肉，夢中的行動也就不會反映成現實中的行動。不過爲什麼只有眼球會不規則地往各種不同的方向移動呢？一般認爲這是因爲在夢境中的高級視覺皮質活動傳到腦幹而讓眼球活動的關係，就像是一種類似眼睛在夢裡追著看到的某樣物體移動的狀態。

快速動眼期睡眠期間自律神經系統的作用也很不可思議，交感神經系統與副交感神經系統的活動都會出現很大的波動，因此在心跳次數和呼吸次數增加的同時，也會有陰莖勃起的現象

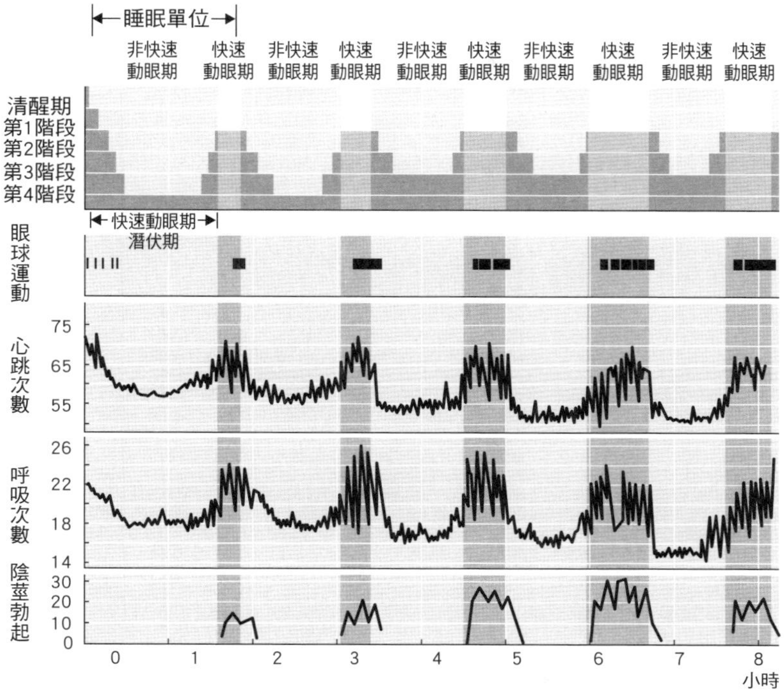

圖2-4　睡眠時的生理變化

（圖2-4）。此外，體溫調節功能原則上會停止，由感覺系統輸入到腦部的訊息則會在身爲轉運站的視丘部位被阻斷。同時，如同前面所說的，輸出訊息引發運動的過程也無法進行。儘管如此，大腦中樞卻正處於活化的狀態，也就是說，在身體與腦部之間的訊息交換被截斷的狀態下，腦部本身卻在活躍地活動中。

就像這樣，不論是腦部還是身體，在快速動眼期睡眠期間都給人感覺正在進行一種非常不可思議的行爲。第1章所介紹的彼得·特里普在結束不睡覺馬拉松的挑戰之後，據說他在睡著後出現了非常長時間的快速動眼期睡眠。而第1章也提過，藉由選擇性去除快速動眼期睡眠的動物實驗已顯示出快速動眼期睡眠的必要性。在利用睡眠多項生理檢查儀器確認睡眠階段的同時，科學家也發現將剛進入快速動眼期睡眠的動物以刺激方式叫醒剝奪其快速動眼期睡眠之後，一定會出現名爲「快速動眼期睡眠反彈（REM rebound）」的現象，即進入快速動眼期睡眠前的時間大幅縮短，而快速動眼期睡眠的時間則延長。從這一點可以推測出快速動眼期睡眠是一段必須在之後得到恢復的重要時期。只要三天時間，就會變得瞬間進入快速動眼期睡眠的狀態，與剝奪睡眠本身是一樣的情形。

規律性重複的「睡眠形式」

睡眠中約有75%是非快速動眼期睡眠，剩下的25%則是快速動眼期睡眠。這兩種睡眠並非隨機出現，而是有規律性地重複。在一段健康的睡眠中，快速動眼期睡眠一定會出現在非快速動眼期睡眠之後，等快速動眼期睡眠結束後，又會恢復成非快速動眼期睡眠。這個過程約每九十分鐘重複一次。

將睡眠中出現的睡眠階段變化對照時間可用「睡眠圖譜」或稱爲「睡眠過程圖」來表現，從睡眠圖譜可看出睡眠變化的樣子，換句話說，也就是一種表現出睡眠形式的「睡眠結構」。本書第27頁的圖1-2所展示的就是一種睡眠圖譜。

以人類而言，之前已經說過非快速動眼期睡眠分爲從第一階段到第四階段的四個階段，也就是說人類腦部的睡眠、清醒階段，包括清醒和快速動眼期睡眠在內，總共分爲六個階段。正常的睡眠過程，是在上床就寢之後，先維持約二十分鐘左右的清醒狀態，接著進入第一階段的非快速動眼期睡眠，之後則是進入第二、第三、第四階段逐漸加深睡眠，不久後出現初次的快速動眼期睡眠。在這段快速動眼期睡眠出現前的非快速動眼期睡眠的持續時間長短，即爲快速動眼期的潛伏期。而從進入非快速動眼期睡眠到快速動眼期睡眠結束則稱爲睡眠週期（又稱「睡眠單位」），通常會重複四到五次爲期約九十分鐘的睡眠週期後我們才會清醒。進入睡眠的時間愈久（約到達後半段的睡眠週期後），深層的非快速動眼期睡眠會愈來愈少，快速動眼期睡眠則逐漸增加，快速動眼期潛伏期也愈來愈短（圖2-4）。不過，一定要先有非快速動眼期睡眠然後再進入快速動眼期睡眠的規律並不會改變，只是如果我們處於非常疲憊的狀態或長期熬夜後，有時候也會有快速動眼期潛伏期變得非常短暫的情況。

此外，雖然一般常以九十分鐘做為睡眠週期，但其實這有很大的個體差異且經常會受到每個人當天的狀況影響，所以最好以六十分鐘到一百一十分鐘左右的幅度做為睡眠週期較理想。

最新技術觀察到的睡眠時腦部狀況

就如同前面說過的，我們可以利用以腦波為中心的睡眠多項生理檢查儀器（第52頁之圖2-1）來客觀地監測睡眠狀態。然而，腦波主要反映的是腦中大腦皮質的機能，且它的分辨率仍有其界限，尤其是腦部深處的機能狀態，要利用從頭皮上進行監測的表面腦波來顯示更是不可能的。不過，目前已經可以利用PET（正子放射斷層攝影）或fMRI（功能性核磁共振造影）等腦部機能之影像分析技術，將腦部各區域的活動狀態以三度空間影像呈現出來，並且能夠藉由代謝或血流增加的現象看出腦部活動增加（活化）的情形。這些技術都讓我們得以觀察到無法透過腦波得知的腦部各區域作用。

之前也提過快速動眼期睡眠與非快速動眼期睡眠期間的腦部狀態是截然不同的，而它們各自獨有的腦部活動模式也在這些研究技術下逐漸明朗化，這裡就來稍微介紹一下這兩種睡眠期間的腦部活動有哪些差異。

在深層的非快速動眼期睡眠（慢波睡眠）中，腦部整體的血流量會下降，這表示腦部在非快速動眼期睡眠期間正處於休息狀態，尤其是腦幹、基底前腦（basal forebrain）及視丘的活動有明顯下降的情形。由於這些區域與清醒的控制機制有很深的關聯，因此在非快速動眼期睡眠期間活動下降是很理所當然的現象。不過，腦部在非快速動眼期睡眠期間仍有一個唯一的部位其活動力會增加，那就是第3章會提到的「前視區（preoptic area）」之活動。前視區位於「下視丘」（位在間腦與中腦移行部）的前部，一般認爲具有「睡眠中樞」之機能。當這個也被稱爲「睡眠中樞」的部位興奮時，就會引發睡眠。也就是說睡眠並非是一種被動的狀態，而是腦部主動製造出來的。也有人將前視區稱爲「促睡腦」。

此外，目前也已知大腦皮質在非快速動眼期睡眠期間的活動下降情形也並非全都一致，而是包括語言中樞在內的左顳葉及左額葉區域之活動下降情形更爲明顯。這可以解釋爲睡眠現象在清醒時經常使用的腦內部位會表現得更爲強烈，這也表示睡眠並不是「整個腦部」「一致」引發的狀態，而是由「局部」來加以控制的，這個現象稱爲「局部睡眠（local sleep）」。而且最近更有學者提出睡眠是由大腦皮質的「柱狀結構」（→第97頁之專欄）所控制的說法。

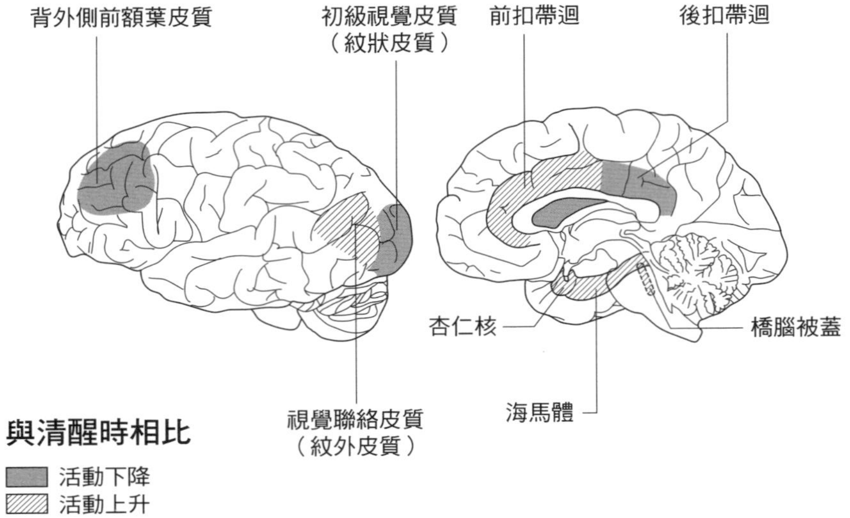

圖2-5 快速動眼期睡眠期間之腦部活動。圖中所示為與清醒時相比腦部活動下降與上升之部位。

快速動眼期睡眠期間的腦內活動模式是非常具有特徵性的（圖2－5）。首先是腦幹的橋腦被蓋部位活動會增強，一般認爲這個部位是快速動眼期睡眠的啓動中樞。這裡存在的神經元含有神經傳導物質乙醯膽鹼，在快速動眼期睡眠期間活動十分活躍。此外，杏仁核與海馬體部位的活動也會增加，這些部位是「大腦邊緣系統」的一部分（↓第151、160、162頁之專欄），與情緒及記憶相關。快速動眼期睡眠期間所做的夢經常會伴隨著「恐懼」、「開心」等各種不同的情緒就被認爲可能與杏仁核的活動有關。另外，海馬體與陳述性記憶有關，就如第1章說過的，這正顯示出睡眠與記憶及學習的關聯。

而京都大學的神谷之康教授等人則提出利用功能性核磁共振造影ｆＭＲＩ的技術，能夠從快速動眼期睡眠期間的視覺皮質活動模式來判斷出人類在夢中所見的影像。

還有快速動眼期睡眠時所做的夢境裡經常會有違背物理原則的事情發生，在時間關係上也往往會亂七八糟，但做夢的人卻不會察覺到這些內容很違背常理，這也與額葉之背外側前額葉皮質（↓第72頁之專欄）部位的功能下降有關。這是因爲當這個部位無法確實執行功能時，人類就會變得無法針對所看到的現象進行反省，或是產生「這好像有點奇怪」之類的疑問。

另外，夢境大部分都是由視覺性的內容組成的，很少伴隨其他的感覺，這可能是因爲快速動眼期睡眠時初級視覺皮質的活動雖然停止，但高級視覺皮質（視覺聯絡皮質↓第203頁之專欄）的活動卻很活躍，於是創造出了那些視覺性的影像。不過，我們有時也會在夢中感受到觸覺、嗅覺、聽覺或甚至是味覺，這些情況可能是因爲各自的中樞活動反映到了意識裡的關係，就像音樂家等經常接觸聲音的人就經常會夢見聽覺性的夢境，而品酒師之類從事與氣味相關職業的人則會夢見嗅覺相關的夢。也說不定是因爲快速動眼期睡眠會將記憶中的事件利用不同感官資訊的要素來加以分門別類。不管怎麼樣，這些感覺都不是當時現實中眞的發生的事，而是腦部在睡眠中擅自創造出來的，也就是說，所謂的夢境其實是一種幻覺。

總而言之，利用影像分析技術已經可以觀察到視覺皮質等部位的活動情形，也讓做夢的相關機制變得能夠以客觀的方式進行研究。

清醒期與快速動眼期睡眠之腦部活動的差異

那麼，清醒時的腦部活動到底與睡眠時有什麼差異呢？

就如之前我們所知道的，腦部的運作情形大致可分爲活動模式與睡眠模式。前者是清醒和快速動眼期睡眠，後者則是非快速動眼期睡眠。而將清醒與快速動眼期睡眠區分開的，則是清醒時的腦部可一邊處理經由五感輸入的外界資訊，一邊進行相對應的活動。大腦皮質在分析五感資訊的同時，和大腦皮質並列的系統——大腦邊緣系統（→第151頁之專欄）會對這些資訊評估其「權重」，所以所謂大腦邊緣系統，也可以說是將腦部得到的資訊進行重要性評估的系統，也就是判定得到的資訊對自己而言是想要的還是不想要的（某些情況下是恐懼的），然後正面或負面的情緒波動爲了維持清醒而開始作用。換句話說，所謂清醒時的模式，就是大腦皮質因應外界的刺激而活化的狀態（當然與內在的記憶系統進行對照是隨時都在進行的）。

而快速動眼期睡眠期間腦部不會與外界交換訊息。不論是感覺系統的訊息輸入，還是運動神經送往肌肉的訊息輸出，都是被阻斷的狀態。在這種「離線」狀態，活化腦部的刺激是在內部發生的。存在於腦幹之橋腦被蓋部位的「膽鹼性神經元」會自發性活動，並透過視丘等部位活化大腦皮質。膽鹼性神經元同時也會刺激視覺聯絡皮質與大腦邊緣系統，所以夢境才會極具情緒波動且有豐富的視覺影像。如前面所說的那絕非現實，只是腦部創造出來的幻覺，但對做夢的當事人來說，由於背外側前額葉皮質的活動下降，所以會認為那是現實而深信不疑。夢境中也無法進行思考及回憶過往，只有經歷與情緒。有一種概念叫做「後設認知（Metacognition）」，意指人類在進行思考、行動或認知的過程中，能客觀認知到「自己正在思考」，而執行這項認知的能力被稱爲後設認知能力，也就是一種能認知「自己正在認知」的能力。由於有這種能力，我們才會在一般情況下客觀地了解自己的思考及行動過程，但是在夢境中，我們就會欠缺這種能力，一般認爲這也是因爲前額葉皮質機能下降所致。

快速動眼期睡眠期間出現的這種現象，有部分與某種精神障礙非常相似。或許就是因爲我們每晚都會經歷這種過程，所以才能維持正常的精神狀態也說不定。

COLUMN 3

額葉與前額葉皮質

我們的腦部每天都在處理難以想像的大量資訊，這些資訊都是來自於生活環境並透過感覺系統輸入到我們腦部的訊息。我們就是這樣一邊由腦部處理感覺系統而來的各種資訊，了解自己所處的時間、空間以及周遭正在發生什麼事情，一邊生活著。而如果有什麼比較不尋常的事情發生，就會去思考「為什麼!?」並試著加以解決，然後通常會在不久之後找尋到答案並接受。

這些工作主要都是在額葉內的前額葉皮質這個區域進行的（額葉由前額葉皮質以及與運動功能相關的前運動皮質組成），它會將從五感輸入的各種凌亂資訊加以整理，並「建構」出目前正在發生的現實。從這個意義來看，也可以說我們看到、聽到的事其實全都是一種虛擬實境。至於為什麼它可以有這種功能，則目前仍沒有正確的答案，此一「整合問題（binding problem）（註）」，雖然仍是神經科學中的一大難題，但總而言之，額葉擁有將各種訊息整合成形且合乎邏輯的功能。

背外側前額葉皮質擁有工作記憶（working memory）的功能。雖然之前說過海馬體是腦內的記憶系統，但工作記憶又是另一種記憶系統。它並非是一種相對長期的記憶，而是瞬間儲存記憶及提取短期記憶的一個系統，也可以說就像是電腦中的RAM（隨機存取記憶體）一樣。這是因為人在思考的時候，或是執行運算等工作時，必須將語言、影像或數字等先暫時性地儲存起來。工作記憶與海馬體的記憶不同，它會瞬間消失，且記憶的容量也有限，就像七位數左右的數字雖然任何人都能瞬間記住，但要記住更多位的數字就很困難了。或者是大家應該也都有這樣的經驗，原本正在思考什麼事，結果一有人跟自己講話之後，原有的思緒就被打斷了。這也是因為工作記憶的容量有限以及無法長期持續的關係。

工作記憶是邏輯思考不可或缺的一環，據說它的功能也與意識、智力及認知有密切的關係。雖然腦部在快速動眼期睡眠期間有好幾個不同的區域是活化的狀態，但目前已知掌管工作記憶的背外側前額葉皮質其機能卻是特別低下。由於這個原因，我們的夢境中才會發生各種因果關係莫名其妙或毫無脈絡可循的事情，而且自己也不覺得有哪裡奇怪。

（註）整合問題（binding problem）：腦部是由各區域分擔各式各樣的功能，然後全體再整合為單一的功能體來進行運作的。例如你現在正在棒球練習場打球，棒球飛過來的樣子（視覺）、球棒擊中球的聲音（聽覺）及手中殘留的觸感（體感）會在腦中不同的區域被數位化處理，但是這一連串的過程卻能夠毫無時間差地順利整合起來。而我們目前仍未了解腦部為什麼能夠像這樣將資訊整合起來，這就是所謂的整合問題（binding problem）。

第3章

腦部切換睡眠與清醒的作用機制

由神經傳導物質與神經元架構出巧妙的兩個系統

睡覺就像是
我們會進入的第二個房間，
我們離開了自己的房間，
然後走進了另一個房間。
（馬塞爾・普魯斯特）

上床，意識被吸入到黑暗中，到睡夢中的世界去旅行，然後天亮，醒來，床上自己所處的環境透過全身的感覺系統傳遞過來，意識愈來愈清醒。這就是我們每天都會重複的過程，入睡與清醒，然而，我們平常並不會清楚地意識到這兩者之間往返的過程。在這兩種狀態的分界點時，腦內到底發生了什麼事呢？

在這一章，我們就來看看腦內切換睡眠與清醒的作用機制。

康斯坦丁．馮．艾克諾默發現的下視丘功能

在一九二〇年左右的歐洲流行著一種懷疑是病毒引起的腦炎，在那些患者中，有一些患者會出現持續陷入昏睡的「嗜睡症狀」，但也有症狀完全相反，主訴自己嚴重失眠的病例。當時在奧地利維也納進行研究的神經病理學家康斯坦丁．馮．艾克諾默（Constantin von Economo），從這些腦炎患者中不幸死亡之人的病理學檢查結果發現，如果病灶是發生在腦中被稱為下視丘（→第79頁之專欄）的區域（位於腦幹上方之間腦的一部分）之前半部，則會出現失眠症狀；而病灶若是發生在下視丘的後半部，則是出現嗜睡症狀（圖3-1）。也

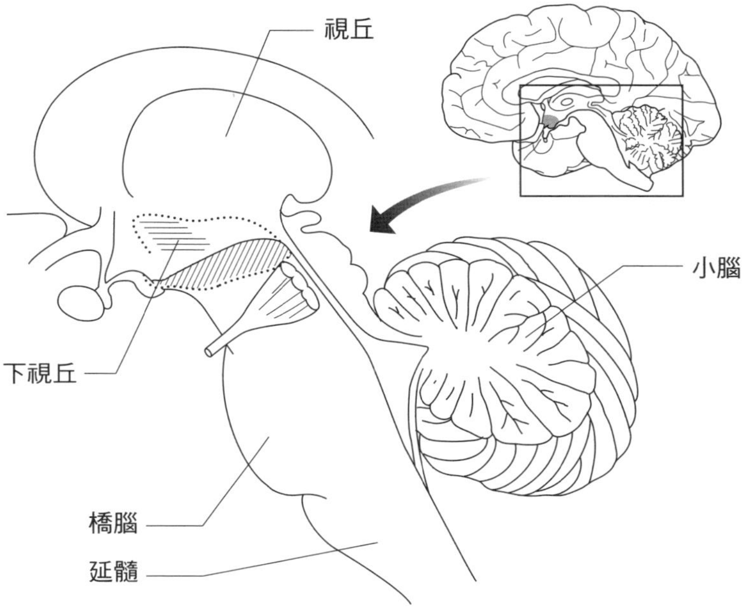

圖3-1 根據馮・艾克諾默研究之示意圖。艾克諾默發現罹患腦炎死亡的患者中，出現嗜睡症狀的病例在圖中斜線的部分（下視丘的後半部）有病變，而出現失眠症狀的病例則是在圖中橫線的部分（下視丘前半部）有病變發生。

因此即使到了現在，仍會把出現嗜睡症狀的腦炎稱爲馮・艾克諾默腦炎。

在那之後經過數十年的時間，證明了馮・艾克諾默的觀察是正確的。在下視丘後半部的神經元含有與清醒密切相關的食慾素與組織胺等腦內物質，而在下視丘的前半部，則是包含了前視區這個區域，目前已知在這裡有製造出睡眠的系統（睡眠中樞）存在。

也就是說，就如同馮・艾克諾默的主張，下視丘內包含了與睡眠相關的區域及與清醒相關的區域。之後也會提到，這些區域受到位於腦幹控制清醒之神經元群所影響，能夠切換睡眠與清醒的開關。

在這裡再稍微說明一下關於下視丘這個部位。

下視丘是控制動物身體恆定性的部位，所謂恆定性（homeostasis），是指將身體維持在穩定的狀態。例如恆溫動物的體溫，即使外在氣溫有所變化也不會有太大的變動，而像是血壓或血液中各種物質的濃度，也會維持在一定的範圍內，這樣生物體內的各項功能才能在內外環境改變的情況下，也能將變動維持在穩定的狀態。這種身體恆常性的控制工作，必須靠自律神經系統的功能及荷爾蒙濃度的調節來進行，而下視丘就是藉由調節自律神經系統及內分泌系統的功能來維持全身的恆定性。

不過實際情況中，體溫、心跳次數、血壓及呼吸次數等生理狀態並非總是維持在一定的數值，而是會配合當時的環境設定在適當的狀態，這也是爲什麼當我們在運動或興奮時心跳次數及血壓會上升。總而言之，下視丘是讓身體能夠以最適當狀態處在當下環境的調控中樞，而這種將恆定性概念加以擴大的解釋被稱爲動態平衡（homeodynamics）。

下視丘除了是維持身體恆定性的中樞，其與情緒波動及本能行爲也有關聯，並且在身體

COLUMN 4

腦部的構造

人類的腦部是一個重量約一千三百克的器官，消耗的能量是整個身體使用能量的20％，可以說是很奢侈的器官。在這些能量中，約有80％是用來驅動幫浦產生細胞的靜止膜電位，也就是說，大部分的能量都用在腦中的資訊處理上。

腦部為多層次構造，最內側的是稱為腦幹的構造，它與脊髓連接，從下往上分別為延髓、橋腦及中腦。腦幹的作用就像我們身體的生命維持裝置，是循環與呼吸的中樞。而位在與中腦連接的大腦最深處位置的，就是下視丘。

腦部功能是由各個不同部位來分擔負責的，稱為腦的「功能定位」，而大腦皮質也是由不同區域來負責特定的功能。

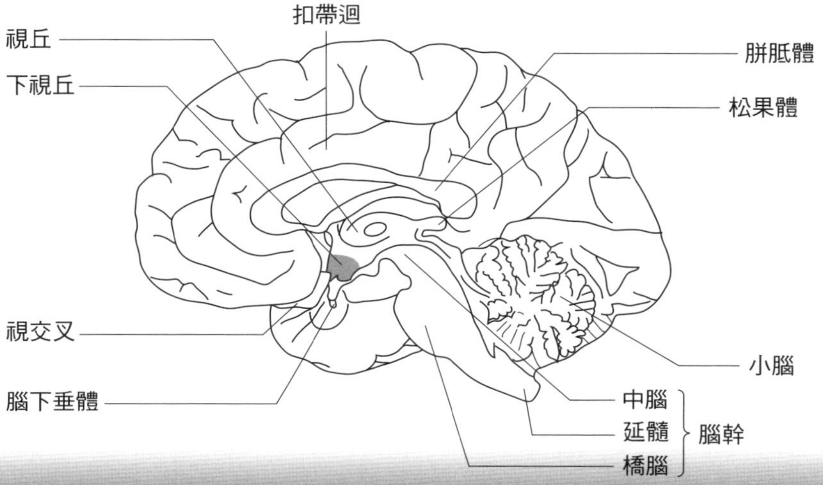

對睡眠與清醒的控制中也發揮了重要的作用，這是因爲睡眠也屬於本能行爲之一。第1章曾說過長時間不睡覺會讓下視丘的恆定性維持機制出現異常，雖然睡眠受下視丘所控制，但相對地對下視丘的功能來說，睡眠也是不可或缺的一環。

腦幹引起的「大腦活性化」造成清醒和快速動眼期睡眠

不過，只靠下視丘並不能控制睡眠與清醒，這兩者之間的模式變換涉及到整個腦部，因此需要有一個系統將來自下視丘的發動作用傳達到整個腦部。

這個時候大腦皮質的活動特別重要，而引起大腦皮質活動模式變化的系統，就位於腦幹。腦幹靠近大腦的底部，緊鄰著下視丘，是控制我們身體呼吸及循環的中樞，作用就像是生命維持裝置一樣（所謂「腦死」，指的是腦幹的功能停止）。

腦幹引起全體腦部活化的系統對於了解睡眠與清醒十分重要，因此在這裡先稍微深入地詳細解說一下。

一九四九年，美國西北大學的莫魯齊（Moruzzi）和馬古恩（Magoun）發現只要用電刺激

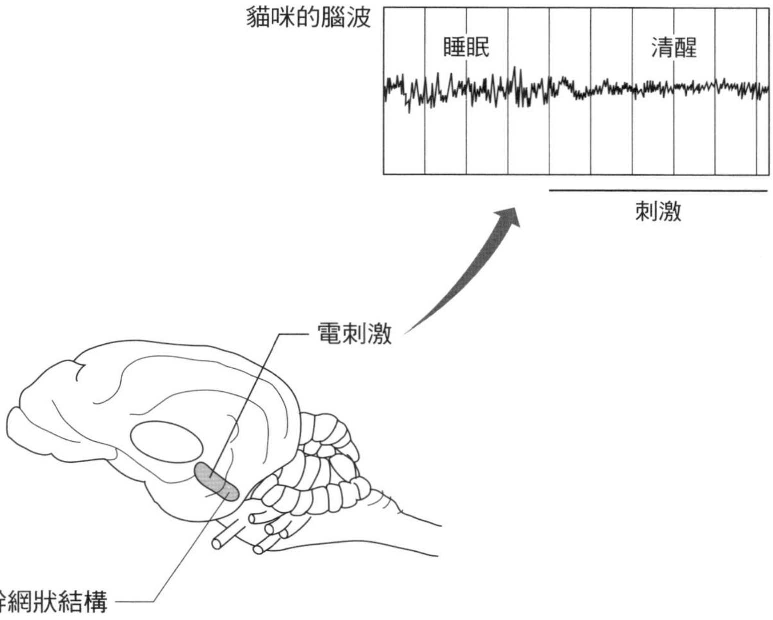

圖3-2 莫魯齊（Moruzzi）和馬古恩（Magoun）之實驗。利用電刺激腦幹網狀結構後會讓睡著的貓咪醒過來。

貓咪腦幹中央區域的「腦幹網狀結構」，就會讓睡著的貓咪清醒（圖3－2），而腦幹網狀結構受到破壞的貓咪則會變得無法清醒過來。所謂腦幹網狀結構是一個神經纖維以縱橫走勢呈現網狀交織的區域，其中散布著神經元。

根據這個現象，他們提出了「上行性腦幹網狀活化系統學說」，認爲腦幹中存在著造成清醒狀態的中樞，當身爲下級中樞的腦幹往上級中樞傳送（上行性的）訊號後，會刺激大腦造成清醒狀態（圖3－3）。在那之前，

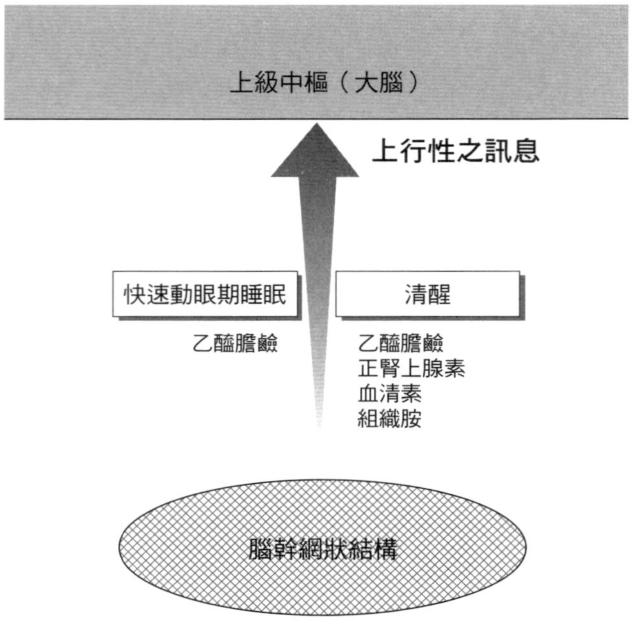

圖3-3 上行性腦幹網狀活化系統示意圖

當時主流的觀念認爲清醒是一種來自感覺系統的刺激對腦部造成刺激後所發生的「反射」，因此這項清醒是在腦內製造出來的說法，可說是顛覆原有觀念的劃時代學說。因爲當時的生理學都是以謝靈頓（Sherrington）等人的觀念爲主流，常以「反射」來解釋各式各樣的生理現象。

當然，也因此有許多人反對這個論調，認爲刺激腦幹的時候本來就會刺激感覺系統的路徑，破壞實驗的結果也不過是因爲在破壞網狀結構的時候同時也造成感覺系統的輸入損壞而已。不過之後在歷經了各式各樣的追加實驗後，腦幹中存有控制清醒的中樞這個觀念已普遍被接受是正確的事實。在謹慎地避免損傷到感覺系統的路徑而僅破壞貓咪的腦幹網狀結構後，貓咪依然無法清醒並持續維持在類似非快速動眼期睡眠的狀態，這表示即使感覺系統的輸入是正常的，若腦幹網狀結構損壞的話，就會變得沒有辦法清醒，也就是說腦幹網狀結構是清醒過程中不可或缺的一環。

在那之後，法國的生理學家米歇爾·朱維特（Michel Jouvet）等人的研究顯示出不只是引發清醒的中樞，連引起快速動眼期睡眠的中樞也位在腦幹網狀結構內。朱維特首先將貓咪腦幹的橋腦以上部位整個切除，發現其在快速動眼期睡眠期間仍會出現急速的眼球運動與肌肉鬆弛的情形，這表示快速動眼期睡眠的中樞並非大腦而是位在橋腦，且該處會向脊髓下達讓肌肉鬆弛的命令。

接著，朱維特又指出這個中樞也會向上往大腦發送訊息，他記錄了貓咪的橋腦→外側膝狀體（為視丘的一部分，能夠傳遞視覺訊息）→視覺皮質的訊息路徑（ＰＧＯ波），並從橋腦發出的訊息掌握到資訊是如何傳遞到大腦皮質視覺區的。

總而言之，朱維特認為快速動眼期睡眠也和清醒時一樣，會從位在腦幹橋腦部位的中樞開始往上將大腦皮質活化，所以在快速動眼期睡眠期間才會記錄到和清醒時相似的腦波。

不論是清醒還是快速動眼期睡眠，都是由「受到腦幹上行性驅動而活化的大腦皮質」所引發的，在非快速動眼期睡眠時，這種上行性的刺激系統則會停止活動。也就是說，清醒與快速動眼期睡眠在大腦皮質的活動都是由來自腦幹的刺激所引起的，而比起同樣被稱爲「睡眠」的快速動眼期睡眠與非快速動眼期睡眠，其實清醒與快速動眼期睡眠之間更能看到共通點。

那麼，又是什麼造成清醒與快速動眼期睡眠之間的差異呢？接下來就來探討這一點。

單胺類神經系統不是「電子郵件」而是「全館廣播」

根據莫魯齊和馬古恩提出的理論，我們已知「上行性腦幹網狀活化系統」是很重要的系統，且至今學界也更加釐清了其中的一些細部作用機制。

首先是腦幹中控制清醒的部位已被確定，那就是由好幾個「神經核」（或只稱「核」）來進行的。所謂神經核，是指神經元之細胞體聚集在一起的團塊。腦幹中有數個會製造特定神經傳導物質（→專欄5）的神經元所聚集的神經核，其中會根據目前是清醒還是睡眠狀態

COLUMN 5

神經傳導物質

腦內雖有高達一千億個神經元，但若是彼此之間無法進行訊息交換的話，就會沒辦法發揮處理訊息的能力。神經元的軸突會伸向鄰近的其他神經元，在細胞體或樹突上建立突觸而彼此連接。這些突觸並非只是為了單純相連而與其他神經元連接，而是為了交換訊息在進行物質傳遞。上游的神經元會釋放出物質，然後下游神經元中相對應的受體分子則會去感知該物質，接著，下游神經元可能會發生興奮，或者是被抑制。這些用來在神經元之間進行訊息交換的物質，就稱為神經傳導物質。

神經傳導物質中除了有麩胺酸、GABA等胺基酸和腎上腺素、血清素、多巴胺、乙醯膽鹼等生物胺之外，也包括胺基酸組成的胜肽等物質。尤其是大腦等神經系統發現的胜肽，又被稱作神經胜肽，雖然目前認為大約有一百種左右的神經胜肽，但極有可能還有其他未知的胜肽存在。

使用特定神經傳導物質來傳遞主要訊息的神經元，稱之為「～神經元」，例如使用麩胺酸為神經傳導物質的神經元就稱為「麩胺酸神經元（glutamatergic neuron）」。

此外，一個神經元並非僅含有單一的神經傳導物質，大部分神經元都含有多種神經傳導物質。

而讓活動發生變化的神經核目前已被發現，而且這個活動的變化，還會在轉換睡眠／清醒狀態之前先行發生。也就是說，這些神經核活動變化產生的影響，很可能就此製造出睡眠或清醒狀態。

此外，在睡眠與清醒的切換過程中，並非只有利用麩胺酸或ＧＡＢＡ等神經傳導物質（→第85頁之專欄5）之常見的神經傳導參與，目前已知還包括了兩個與腦內模式轉換有關的系統，一個是「單胺類神經系統（monoaminergic system）」，另一個則是「膽鹼性神經系統（cholinergic system）」。實際上，根據這兩個系統的活動情形，腦部會在清醒、快速動眼期睡眠與非快速動眼期睡眠這三個狀態中切換。

所謂單胺類神經系統，是以製造出總稱爲「單胺類（monoamine）」物質的神經元（單胺類神經元）爲主角的神經系統。而所謂單胺類，是指以胺基酸去掉羧基（化學式－ＣＯＯＨ）後之分子型態爲基本型態的化學物質之總稱，是腦內作用的一種神經傳導物質，主要包括正腎上腺素、血清素、組織胺及多巴胺等。

在這些單胺類中，正腎上腺素是由位於藍斑核（locus coeruleus）的神經元所製造，血清素是由縫核（raphe nuclei）的神經元所製造，兩種神經核都位於腦幹中（圖3－4）。此外，

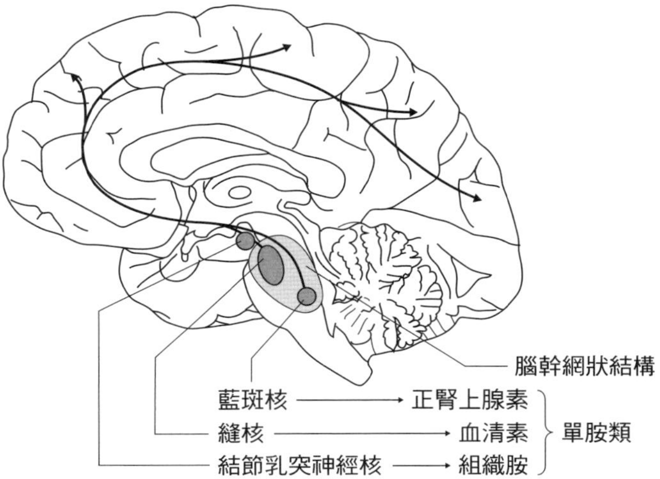

圖3-4　單胺類神經元

位於下視丘與腦幹分界處的結節乳突神經核（tuberomammillary nucleus）內則有製造組織胺的神經元。這些神經核伸出的軸突具有大量的分支，能像扎根一樣延伸到大腦皮質的廣泛區域，稱爲「廣泛性投射系統」。也就是說，我們腦部所擁有的解剖學構造，能讓從腦幹這樣的小型區域所發出的訊息，藉由軸突通過腦幹網狀結構並上行抵達大腦後，影響到整個腦部。

雖然在腦內作用的最主要神經傳導物質還包括了麩胺酸及GABA（γ-胺基丁酸）（兩者都是胺基酸類神經傳導物質），但與這兩者相比，單胺類神經傳導物質的作用時間要慢上許多，而且作用也

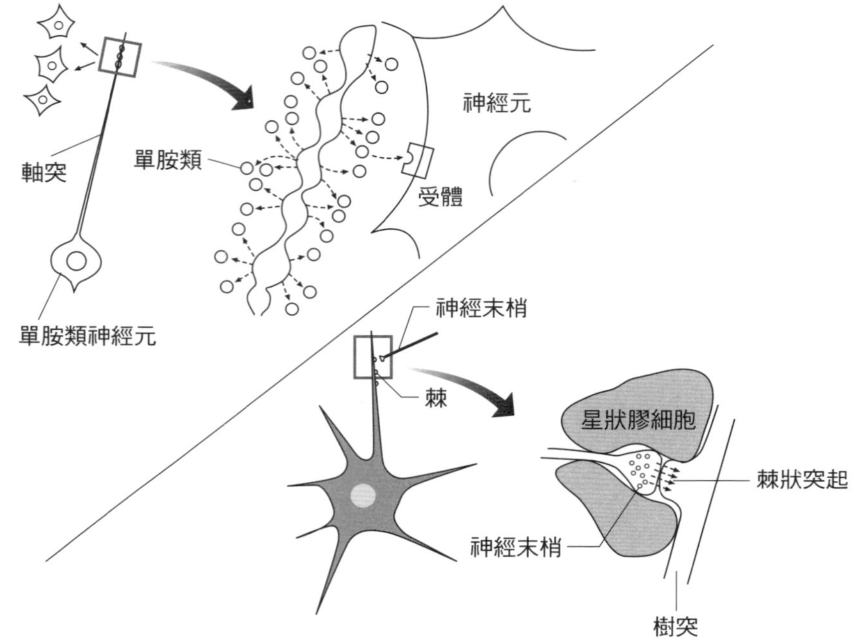

圖3-5 麩胺酸神經元（右）與單胺類神經元（左）之訊息傳導方式的差異。

比較持續。這是因爲胺基酸類神經傳導物質的受體本身有離子通道，一旦麩胺酸或GABA作用後，其神經元會立刻發生電位變化，而相對地單胺類物質則是對受體作用之後，會先透過名爲G蛋白的分子在細胞內發生代謝變化，然後才會發生電位變化。此外，也因爲製造出單胺類物質的神經元在型態上及功能上都比較特殊。

舉例來說，如果是製造麩胺酸的神經元（麩胺酸神經元），其突觸是由樹突上的棘狀突起形成，周圍則被名為「星狀膠細胞（astrocyte）」的神經膠細胞所伸出的突起包圍，讓麩胺酸只能在非常局部的地方作用。透過這種方式，能防止「訊息洩漏」給其他的神經元，提高準確度。而相對地，以單胺類為神經傳導物質的神經元（單胺類神經元），其軸突的末端有許多膨大的顆粒狀結構，單胺類物質就是從這裡分泌的。由於這樣的結構，它們與麩胺酸神經元相反，可以影響到軸突周圍的大多數神經元，這種傳導方式稱為容積傳導（volume transmission）。

由於這些特徵，單胺類神經元可以讓小區域所發出的訊息傳導到腦內的大範圍神經元，所以不但不是防止「訊息洩漏」，更應該說是一種為了能夠在同時間將同樣的訊息傳達給大範圍神經元的系統。如果說麩胺酸神經元這種向特定對象發送訊息的方式就像電子郵件一樣的話，那單胺類神經元的訊息傳導方式就類似「全館廣播」一樣。由於有這種作用，才能讓「腦部整體」變換運作模式。而單胺類神經元之所以能造成所謂「清醒」的模式，也是透過這種作用方式。

順帶一提，大部分的興奮劑都會對單胺類神經元造成影響，從這一點也可看出單胺類神經元的作用系統（單胺類神經系統）與清醒有密切的關聯。

快速動眼期睡眠是由膽鹼性神經系統發動的

接下來，我們來看看另一個系統——「膽鹼性神經系統」。

這是一個以含有「乙醯膽鹼」這種腦內物質的神經元（膽鹼性神經元）爲主角的系統。這些神經元存在於腦幹之橋腦中的「背外側被蓋核（laterodorsal tegmental nucleus）」及「腳橋被蓋核（pedunculopontine tegmental nucleus）」。膽鹼性神經元與單胺類神經元一樣，擁有的系統都能對腦內大範圍產生影響。膽鹼性神經系統會對視丘進行大範圍投射，並藉此影響到腦部整體。

然後透過單胺類神經系統與膽鹼性神經系統兩者活動的組合變化，讓腦部進行清醒、非快速動眼期睡眠與快速動眼期睡眠的切換。

爲了進入清醒狀態，包括單胺類神經系統及膽鹼性神經系統的整個廣泛性投射系統會開始活動，讓大腦皮質進入活化狀態（第82頁之圖3-3）。而相對地，在非快速動眼期睡眠時，這些系統的活動會降低，大腦的活化狀態也停止。

而會有特殊狀況出現的，就是快速動眼期睡眠。此時的單胺類神經元會比非快速動眼期

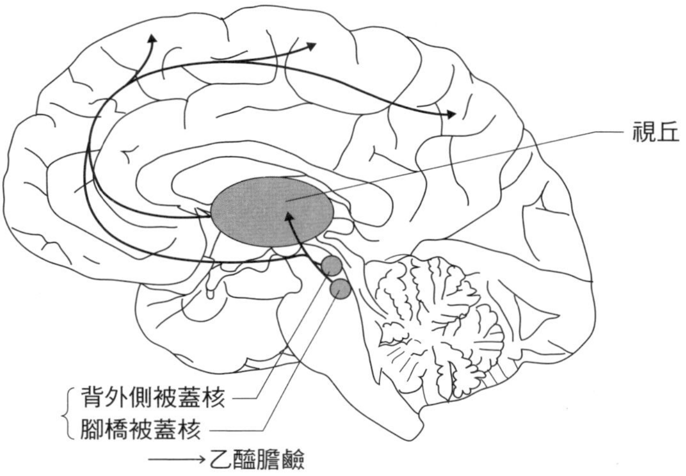

圖3-6　膽鹼性神經元

睡眠期間的放電頻率還要更爲下降，活動則幾乎完全停止，但另一方面，膽鹼性神經元則會讓大腦皮質進入強力的活化狀態。一般認爲快速動眼期睡眠之所以能發揮特有的腦部功能，就是因爲這種作用方式。

再稍微強調一下，清醒，是單胺類神經系統與膽鹼性神經性統兩者一起活動，對大腦皮質之大範圍區域造成刺激而引起的。

非快速動眼期睡眠則是單胺類神經系統及膽鹼性神經系統的活動都處於下降的狀態，所以大腦皮質的活動也都大範圍地下降。

一旦進入快速動眼期睡眠後，單胺類神經系統的活動就會完全停止，而膽鹼性神經

表3-1 兩種系統在不同階段下的活動情形

睡眠、清醒階段	單胺類神經元	膽鹼性神經元①	膽鹼性神經元②
清醒	◎	◎	×
非快速動眼期睡眠	△	△	×
快速動眼期睡眠	×	◎	◎

◎……活躍地放電（好幾赫茲）、△……活動下降（＜1赫茲）、×……停止

（註）膽鹼性神經元中，分為清醒與快速動眼期睡眠兩個狀態都活動（①）與只有在快速動眼期睡眠期間活動（②）的兩種活動模式。

系統卻會強力地活化大腦皮質（但與清醒時的模式不同）。這個時候，因爲前額葉皮質的部分區域（背外側前額葉皮質）仍會保持功能下降的狀態，所以意識不會像清醒時一樣清楚，而是仍在睡眠狀態。換句話說，這些現象代表了要活化前額葉皮質，必須要有單胺類物質的作用才會發生。

額外說明一下，單胺類神經系統對於調節體溫等功能來說是必要的系統，當這個功能停止時，也就代表了在快速動眼期睡眠期間身體幾乎沒有調節體溫的功能。所以如果是在雪山遇難等不容易保持體溫的狀態下，一旦陷入快速動眼期睡眠，可能會對生命造成危險。

「睡眠」與「清醒」彼此是蹺蹺板兩端的關係

那麼，這兩個與清醒／睡眠相關的系統，又是受到什麼所控制呢？其實，這兩個從腦幹發出之系統的控制系統，就位於本書之前提過的下視丘。

前面說過，下視丘位於腦幹上方緊鄰腦幹的位置，而這裡要強調的是，這裡有著能將人體導入睡眠的系統，也就是睡眠中樞，就位在下視丘前半部被稱爲前視區的區域。而該處也是過去馮．艾克諾默發現會引起「失眠」的部位。

睡眠中樞內有只有在睡眠時才會放電的神經元（睡眠神經元），這種神經元爲GABA神經元，會釋放抑制性的神經傳導物質GABA，對於腦幹中會引發清醒狀態的單胺類神經元及膽鹼性神經元有強烈的抑制作用。相反地，單胺類神經元與膽鹼性神經元也會抑制前視區的睡眠神經元。

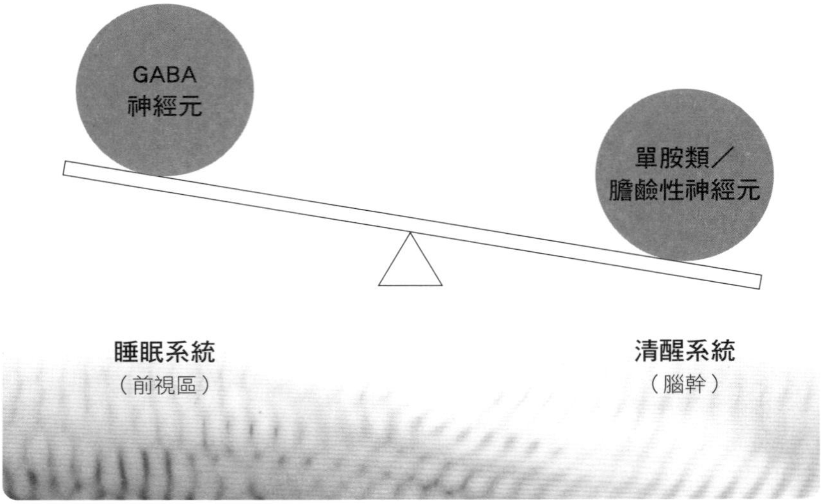

圖3-7 以蹺蹺板來比喻清醒與睡眠間的開關。睡眠系統的前視區GABA神經元與清醒系統的腦幹之單胺類／膽鹼性神經元彼此是互相抑制的關係。

總結來說，造成睡眠的系統與造成清醒的系統兩者之間是互相抑制的關係，「清醒」狀態與「睡眠」狀態兩者無法混雜在一起，只能互相轉換，基本上是各自獨立的狀態（不過第7章會提到，某些疾病狀態下會有睡眠與清醒混雜在一起的情形）。這是因爲在前述神經系統的作用機制下，兩種狀態之間的開關切換是嚴格執行的。

也就是說，身體要進入睡眠狀態還是要進入清醒狀態，是由前視區的「睡眠系統」與腦幹的「清醒系統」（單胺類神經系統與膽鹼性神經系統）兩者彼此較勁後決定的。爲了理解這種關係，大家可以想像有一座蹺蹺板，這座蹺蹺板的一端坐著前視區，也就是睡眠系統，另一端則坐著腦幹的單胺類/膽鹼性神經系統，也就是清醒系統（圖3-7）。把兩個系統各自的活動強度比喻為各自的「重量」，當某一方的重量戰勝另一方時，就會造成清醒或睡眠的結果。之後，我們還會根據這種「睡眠系統」與「清醒系統」的平衡來進行說明。

引發「清醒」的作用機制

清醒，換言之也就是蹺蹺板傾斜向清醒那端的狀態。那麼「清醒系統」，也就是腦幹的單胺類神經系統與膽鹼性神經系統，是如何在大腦中作用才造成清醒狀態的呢？

人腦中大腦皮質（↓第97頁之專欄）的厚度約1.5～4.5公釐，如果將皺褶處（腦溝）攤平，則面積約有兩千平方公分左右，相當於一頁報紙的面積。同時大腦皮質還擁有六層的構造，構成這六層構造的是數量極為龐大的神經元（約一百四十億個）。大腦皮質的神經元分成好幾個種類，其中負責將大腦皮質運算過後的訊息輸出的，則是被稱為錐體細胞的大型神經元。

腦內的分工極爲精細，每個部位都有不同的功能，清醒時這些不同的功能會整合起來，且各個區域間會頻繁地交換大量訊息，所以清醒時腦內的錐體細胞是各自放電的狀態，並且如同第2章曾提到過的可以記錄到低振幅且快速的腦波。所謂腦波的測量，就是測量這些錐體細胞放電的狀態，如果每一個細胞放電的時機各有不同，則電壓會彼此互相抵銷而形成低振幅，又因爲此時腦部的活動極爲活躍，所以會記錄到快波。

一旦進入非快速動眼期睡眠，錐體細胞會同步地在停止放電狀態與爆發式放電狀態之間反覆進行。睡眠愈深，放電就愈同步化。這個同步化現象可能是錐體細胞與視丘之間的迴路發揮功能所致。而同步化的結果，就是發生在錐體細胞的電氣活動變得一致，所以記錄到的腦波電位變大，頻率變慢。

從這種大腦皮質活動的方式來看，所謂清醒，可以說是腦內各區域爲了要處理各種不同的訊息所以在各自活躍運作的一種狀態。或許有人會覺得這種各自運作的方式很沒有意義，但這裡所謂的「各自運作」，卻代表了腦內活動的時間點是變化多端的，也是在這樣的情況下，腦部才有辦法處理數量龐大的訊息。說得更詳細一點，大腦皮質是由「柱狀結構」這樣的功能單位所構成的，每一個柱狀結構內含有數萬個神經元，形成圓柱或長方體的形狀。清

COLUMN 6

大腦皮質

大腦皮質是位在腦部最表層的組織，覆蓋整個大腦。而大腦皮質中最為人知的是擁有許許多多的「皺褶」，這些皺褶稱為「腦溝」。腦溝這樣的構造，是為了在體積有限的頭蓋骨中能夠讓大腦皮質的表面積變大，如果把這些皺褶攤平，表面積約有兩千平方公分左右，大約是報紙打開後單面的面積。至於大腦皮質的厚度則各部位不同，大約為1.5公釐到4.5公釐。而在這樣的厚度中，大腦皮質總共分為六層構造。

大腦皮質內的柱狀結構被認為是一種功能單位，與表面成垂直，而六層構造則是與表面平行。皮質內各個區域的柱狀結構都是為了處理特定訊息而形成的結構，也就是一種模組。每一個柱狀結構內含數萬個神經細胞，由負責特定功能的神經元所組成。目前被研究得最透徹的，是視覺訊息最先抵達大腦皮質的區域——初級視覺皮質的柱狀構造。

此外，大腦皮質有很明確的功能定位，例如額葉的後側是掌管運動的區域，前側則是統轄腦部整體功能的前額葉皮質。頂葉的前半部是掌管軀體感覺的區域，枕葉是與視覺有關的區域，顳葉則是與聽覺有關的區域。

這種不同部位擁有不同特定功能的現象，是大腦皮質最大的特徵。

醒時由於各個不同的柱狀結構都在一邊交換訊息一邊處理訊息，所以自然會在不同的時間點進行放電。

也可以說，由於單胺類神經系統與膽鹼性神經系統抑制了大腦皮質錐體細胞的「橫向聯繫」（讓它們無法同期化只能各自運作），所以各個細胞才能完整地發揮其功能，而這樣的結果就是造成了清醒狀態。

誘發「睡眠」的腦內作用機制

相反地，睡眠則是「睡眠系統」與「清醒系統」之間的平衡傾向睡眠系統後的狀態。那麼，是什麼原因會刺激到「睡眠系統」的活動，讓平衡偏向睡眠那一方呢？

這裡請大家稍微想想看我們平日的「睡眠」。如果我們每天都有一場健康的睡眠，那麼應該就不太會感受到睡眠的重要性了吧？會感覺睡眠真的非常重要的，經常是一夜無眠的隔日。尤其是對失眠患者來說，更是能深刻體會到每天睡眠的重要性。

如果睡眠的時間，或者睡眠的品質無法滿足我們身體需求的話，那麼第二天「後果」就會降臨了。睡眠不足的那一天做什麼事都無法集中注意力，一整天都會精神困乏。也許我們可以憑著意志力撐著一天不睡覺，卻不可能長時間完全都不睡覺，而且睡眠不足的隔天睡意還會更加嚴重。這些都顯示睡覺對我們來說有非常重要的作用，那麼為了誘發睡眠，腦內到底會發生什麼事呢？

雙歷程模式與睡眠物質

從原始植物藍綠藻一直到哺乳類，地球上大部分的生物幾乎都有以二十四小時為週期的生物節律，稱為晝夜節律（circadian rhythm）。決定晝夜節律的，就是生物體內的生理時鐘（→第229頁之專欄），而人類等哺乳類動物的生理時鐘，目前已知就位於腦內下視丘的「視交叉上核（suprachiasmatic nucleus）」（圖3-8）（實際上，目前已知除了生殖細胞外，所有的細胞都擁有生物鐘，但發自視交叉上核細胞的訊號就像標準時間一樣會將全身的時鐘調成同一個時間）。

雖然生理時鐘也是大約以二十四小時為週期刻劃時間，但每天天一亮從視網膜進入的光

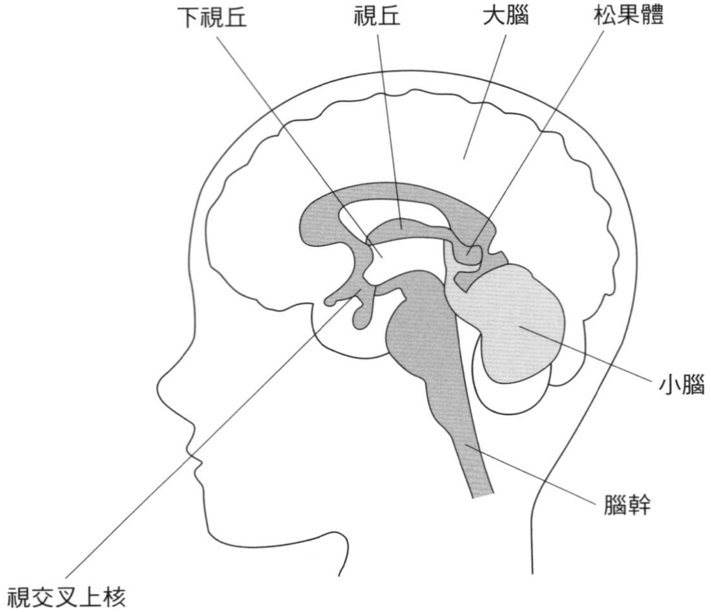

生理時鐘位於視交叉上核內，會發送訊息調控睡眠與清醒、體溫、荷爾蒙的分泌等體內節律。

圖3-8 視交叉上核

線將訊息傳達到視交叉上核後，就會進行時刻的修正，這種機制稱爲光同步，受到內分泌（荷爾蒙）系統所控制。而控制視交叉上核的荷爾蒙中最具代表性的，就是松果體分泌的褪黑激素（melatonin）。松果體之褪黑激素的產生受到視交叉上核的支配，並且會在夜間進行分泌，而褪黑激素對視交叉上核的作用則屬於一種回饋機制，這個機制也讓生理時鐘能更準確地發揮功能。

大部分人過的應該都是晚上睡覺白天起床的生活，從這一點來看，很自然就會覺得睡覺時的休息期與清醒時的活動期都是受到生理時鐘所控制。但事實上，我們有時候也會熬夜，或是放假的時候睡得特別久，這表示我們有時還是可以不受生理時鐘所控制，彈性地決定自己要不要睡覺。

另一方面，如果再仔細觀察我們的睡眠，會發現睡意的出現或睡眠的深度會受到之前清醒時間的長短或身心的疲勞程度所影響。爲了說明這種現象的概念，有一個詞彙叫做「睡眠負債」。當我們清醒、身心都在活動時，睡眠負債就會逐漸增加，也就是一種只要我們沒有在睡覺就會產生睡眠負債的概念。一旦有熬夜或是睡眠不足的情形，睡眠負債就會變得比平常還多，這樣一來就必須睡得更久、更深，才能償還這筆睡眠負債。然而，這個睡眠負債實際上的作用機制，或其中是否包含什麼作用的物質，則目前都尚未明瞭。不過有一種說法認爲這種現象可能與腦內「睡眠物質」（也就是誘導我們進入睡眠的物質）的逐漸累積有關。

對照這幾點後，有學者提出了一個觀念，那就是睡眠還是清醒，是由生理時鐘所發出的訊息與睡眠負債之間的平衡來決定的，這個觀念稱爲「雙歷程模式（two-process model）」，是由亞歷山大．博爾貝伊（Alexandra Borbély）於一九八二年所提出的（圖3-9）。而睡

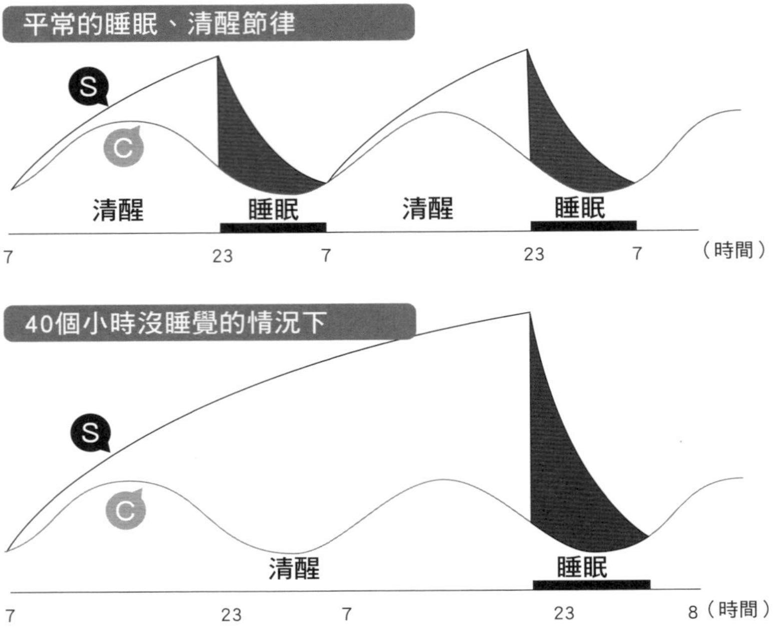

圖3-9 雙歷程模式中考慮到睡眠負債（S）與生理時鐘發出的清醒訊號（C）兩個要素。C同時也會對腦幹的清醒系統給予刺激，所以能維持白天的清醒狀態，另一方面，S在長時間持續清醒的狀態下則會在腦內逐漸累積。這種C與S的相對關係會決定圖3-7中蹺蹺板往清醒／睡眠的其中一方傾斜。

眠負債只靠睡覺就能償還，只要睡著了就能消除睡意，至於其他消除睡意的方法，則現階段仍未發現。

那麼這個負債到底是什麼呢？在二十世紀初期，日本的石森國臣與法國的亨利．皮耶隆（Henri Pieron）幾乎在同時間分別以實驗證明了「斷眠期間睡眠物質會在腦內累積」。他們發現若是將長時間無法睡覺（斷眠）的犬隻腦脊髓液注射到其他犬隻腦內，被注射的犬隻會出現睡著的現象。這個結果顯示出斷眠期間腦內累積的物質，也就是睡眠物質是存在的，所以他們認爲是「清醒時在腦內累積的睡眠物質引起了睡意」。

在那之後約一個世紀的時間裡，則有多達約三十種顯示出有誘發睡眠作用的物質被陸續發現。尤其是日本，一直都在積極進行有關睡眠物質的研究，其中東京醫科齒科大學井上昌次郎教授（時任）的研究團隊與京都大學早石修教授（時任）的研究團隊更是投入大量精力的主要研究人員。雖然至今爲止仍未發現決定性的睡眠物質，但以下敘述的幾種被視爲是睡眠物質的相關研究仍在持續進行中。

早石研究團隊發現的睡眠物質「前列腺素D_2」是在覆蓋腦部的蜘蛛膜（軟膜）所製造的。前列腺素D_2原本被認爲是造成體溫下降的物質，在蜘蛛膜所產生的前列腺素D_2透過填滿蜘蛛膜下腔的腦脊髓液運送到前腦基底部後，會釋放出另一個有力的睡眠物質候選者「腺苷（adenosine）」，腺苷作用在前視區誘導睡眠的神經元後引發睡眠。一旦睡眠神經元開始活動，就會讓先前第94頁圖 3-7假想的蹺蹺板傾斜向睡眠那一方，然後開始進入睡眠狀態。這個作用也會讓單胺類神經元與膽鹼性神經元也就是清醒系統的活動減弱，大腦皮質的活化狀態（不同步現象）也會變弱。

此外，睡眠非常受到身體狀態的影響，相信大家應該都有感冒的時候特別想睡的經驗。一旦罹患傳染病就會發生免疫反應，此時產生的介白素－1（interleukin-1）也被認爲是誘導睡眠的物質，而這個物質也有參與前列腺素D_2的生成。

接著，來看看在這些物質中最有可能是睡眠物質的腺苷。

腦內的腺苷濃度在清醒的狀態時會比睡眠中還高，而且清醒狀態持續得愈久，濃度還會逐漸升高。大部分神經元在分泌神經傳導物質的時候會一併釋放出ＡＴＰ（三磷酸腺苷），ＡＴＰ分解之後就會產生腺苷。除此之外，維持神經元功能的神經膠細胞也會製造腺苷。而進入睡眠狀態後，腺苷就會逐漸減少。從這幾點來看，「睡眠負債」與腺苷的動態變化是一致的。而在之前提過的蹺蹺板比喻中，讓蹺蹺板傾斜向睡眠那一側的重量，也可以用日式庭園經常會擺設的裝飾品「竹筒敲石」中竹筒內的水愈積愈多的樣子來想像，而其中的水比喻的當然就是腺苷了。如此一來，可以推測出決定睡眠時間點的其中一個因素，就是能夠反映出清醒狀態已經維持多久的腦內腺苷濃度。

不過，腦內還有一個更精密的時鐘，也就是生理時鐘。視交叉上核內刻有幾近正確的二十四小時節律，與之相比，比喻為「竹筒敲石」中之水的睡眠負債也可以說是一種粗略的計時系統。而生理時鐘對於引發清醒狀態具有極為重要的作用。

總結來說，決定睡眠時間點的，是取決於生理時鐘的準確計時系統及睡眠負債的計時系統兩者間的平衡狀態。腺苷會刺激位於前視區，特別是腹外側前視區（VLPO）區域的GABA神經元。這個神經元就像前面說過的一樣，能投射到造成清醒的腦幹單胺類神經元及膽鹼性神經元，也就是促進清醒的神經元群，並給予強烈的抑制作用，然後藉由這個機制來引發睡眠。

綜上所述，腺苷是睡眠物質的有力候選者應該是沒有錯的，但相對地，也有如下所說的強力反證。那就是利用基因工程造成前視區之腺苷受體（A_{2A}受體）缺損的小鼠，基本上也能夠正常地睡覺。雖然這可能表示為了讓睡眠這個極為重要的生理機能能夠正常運作所以利用了體內的其他系統，但無論如何，這也顯示出只用腺苷是不足以說明睡眠負債的。

另外，還有一種說法認為睡眠負債的實體並非腦脊髓液中的物質，而是大腦皮質的神經元本身產生了性質的變化。舉例來說，先前也曾說過，近年來已得知睡眠的深度並非整體腦部而是局部區域被抑制的後果，也就是清醒時使用愈多腦部區域，就會出現愈深的睡眠（局部睡眠local sleep）。這個現象就沒有辦法用腦脊髓液中的睡眠物質累積來說明，因爲睡眠物質應該會對整體腦部都產生影響才對。

以上，本章說明了清醒是來自於腦幹的單胺類神經系統與膽鹼性神經系統所維持的，還有存在於前視區的GABA神經元其作用可以抑制這些系統而促進睡眠，以及快速動眼期睡眠是由膽鹼性神經系統獨自強力活化大腦後所造成的狀態，相信大家都已經了解。

不過，只靠這裡所說的各個系統，並不能維持正常的睡眠/清醒狀態。其實在這兩種狀態的控制機制中，還缺少了某種重要的決定性物質。直到二十世紀末發現了「食慾素」這個腦內物質後，在了解控制睡眠/清醒的腦內機制方面才有了突破性的進展。下一章將說明食慾素的發現及透過其功能分析又釐清了哪些事情。

第4章

從睡眠障礙研究中誕生的重大發現

造成清醒的物質「食慾素」之重要決定性功能

無需工作
神明也會賜給你睡眠，
但工作後的睡眠
會三倍甜美。
（韋伯）

食慾素的發現

一九九六年，筆者當時正在美國德州大學的霍華．休斯醫學研究所柳澤正史教授的指導下從事研究工作。柳澤教授是具有血管收縮作用的胜肽——內皮素（endothelin）的發現者，也是筆者大學時的學長。不過當時也是筆者正在思考身爲研究人員今後的人生該怎麼走的時刻，畢竟內皮素是柳澤老師發現的，就算繼續在同樣的領域研究也無法建立自己的世界。

大概是在「人類基因組計畫」這個名詞剛問世的時候，筆者在尋求柳澤教授的指導後，開始了依據基因組得到的資訊來探尋新型生物活性胜肽的研究工作。所謂「胜肽」，是由好幾個胺基酸組成的物質。其中能夠在細胞間負責傳遞訊息的物質被稱爲「生物活性胜肽」，內皮素也是其中之一。

根據胺基酸排列的多樣性，生物活性胜肽能夠肩負各式各樣的功能。而在各個含有不同神經傳導物質（↓第85頁之專欄）來負責訊息傳遞的神經元中，也有不少神經元是以胜肽做爲神經傳導物質。這些做爲神經傳導物質（或稱神經調節物質）的生物活性胜肽被稱爲「神經胜肽」，與其他神經傳導物質，如之前提過的麩胺酸或GABA等胺基酸類神經傳導物質，以及正腎上腺素、血清素、多巴胺等單胺類神經傳導物質並列，都在腦內負責極爲重要的工作。特別是在下視丘及大腦邊緣系統等部位，有許多種類的神經胜肽存在。

我們與企業合作共同進行研究，從企業所收集的資料庫中找出受體的基因資訊，並以此爲基礎在大鼠的腦內尋找與各式各樣受體相對應的神經胜肽。在此之前，找出生物活性胜肽的方式，一般都是以血管收縮等生理反應爲指標來進行篩選，接著才是去找出相對應的受體。而我們開發出來的方法，則是從大量的基因資訊中先找出未知的受體基因，再找出對應受體的胜肽，這在當時是全新的方法。

利用這種方式第一個純化出來的，就是我們之後命名爲「食慾素（orexin）」的神經胜肽。當時的我們在付出大量心力後，終於在一九九六年八月快結束的某天凌晨四點，成功地完全純化出食慾素。記得那個時候自己雖然徹夜沒睡，但只要一看到那個特殊的活性物質，就覺得心情亢奮得不得了（現在回想起來，那個「亢奮感」應該也是食慾素的作用！）。我們發現食慾素侷限在下視丘的攝食中樞內，且如果給予動物食慾素，其進食量會有顯著增加的現象，因此，我們認爲食慾素與食慾的控制有關。順帶一提，食慾素的英文orexin是來自於希臘語中代表「食慾」之意的「orexis」。

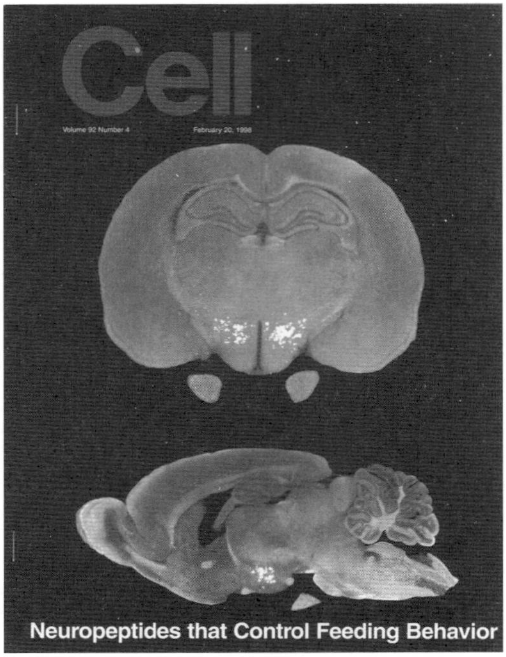

圖4-1 食慾素的發現登上美國生物學專業期刊《Cell》的封面。

©Elsevier, Volume 92 Number 4, February 20, 1998

就像這樣，雖然我們一開始已先把食慾素鑑定爲能夠作用在從基因資料找出受體的神經胜肽，但因爲我們並未照一般程序以生物活性來進行鑑定，所以決定要等到完全釐清食慾素的生物活性後再發表我們的發現。而原本預定的具體作法，是先確認食慾素基因被剔除（gene knockout）的小鼠身上是否有發生異常，之後就來發表研究結果。那是一種操作胚胎幹細胞（embryonic stem，ES細胞）的基因培育出特定基因缺損的小鼠（基因剔除小鼠，knockout mice）後加以分析的技術，是現代用來了解特定基因功能的常規方法。

然而，當時的情勢卻不允許我們這樣做，因爲我們收到了美國的斯克里普斯研究所團隊

COLUMN 7

基因改造動物

在現代的生物學研究當中，基因改造動物是不可或缺的一環。其中主要會使用到的就是小鼠，這是因為牠們擁有繁殖快速且遺傳表現一致的優點。而包括人類在內的其他動物則有很大的個體差異，原因就是因為基因中有許多的多型性。但實驗用的小鼠則是透過多次的交配後形成遺傳一致性，所以只要操縱其中一個基因，就能調查該基因的影響。

改變基因的方式大致上可分為兩種：一是「基因缺損小鼠」（基因剔除小鼠），就如同字面上的意義，是剔除掉某個特定基因的小鼠。先對被稱為胚胎幹細胞（ES細胞）的萬能細胞施行基因操作後，將其注入小鼠胚胎中產生的「嵌合小鼠（chimeric mice）」交配後產生的後代即為基因剔除小鼠。最近不只是剔除小鼠全身的基因，目前已有技術能在特定的組織或特定的時間點剔除基因。

另一種方式則為「基因轉殖小鼠（transgenic mice）」，透過基因操作讓小鼠的特定基因表現過剩後，將人工製造的基因注入受精卵的原核內生產出來。

不論是基因剔除小鼠還是基因轉殖小鼠，都是目前普遍用來釐清動物個體內特定基因功能不可或缺的工具。

近年來因為被稱為CRISPR／Cas9系統之基因編輯技術的推廣使用，讓基因改造小鼠的製作變得更為容易。

也打算發表類似報告的消息，他們將能編碼生成食慾素相同物質的信使RNA（messenger RNA，mRNA）（由基因轉錄而來能傳遞蛋白質訊息的分子）鑑定為「在下視丘有特異性表現之基因」，並將該基因編碼生成之物質命名為「下視丘泌素（hypocretins）」。於是我們也不得不加快腳步，在一九九八年二月就對外發表了食慾素。

這項報告在當時受到許多攝食行為之神經科學機制的研究人員關注，且因為我們使用的是全新的鑑定方式，讓食慾素變得大受矚目。而我們開發之利用受體基因資訊來探索新型生物活性胜肽的方法，也被世界各地的研究機關或私人企業所採用。而在另一方面，不久之後關於食慾素的研究則是朝著預想之外的方向不斷展開了。

食慾素與猝睡症

在生命科學的世界裡，儘管有許多科學家長年研究下來也無法解開的謎題，但有時也會因為一些意外的事件而突然出現豁然開朗的結果，或是在對某個現象追根究底時，卻出現了其他意料之外的附帶收穫。本章所說的食慾素與猝睡症的關係，就是其中的一個例子。

在一九九六年成功純化出食慾素後，筆者因爲一些不得已的理由不得不離開美國回到日本。不過，承蒙柳澤老師的厚意，有幸還能在筑波大學繼續食慾素基因的定序、確定前驅物的構造、分析其生理作用等與食慾素相關的工作。

而德州大學在那之後，改由新加入柳澤研究室的理查·西梅里（Richard M. Chemelli）接手進行食慾素缺損小鼠的分析工作。又爲了完全釐清食慾素的生理作用並發表相關論文，食慾素缺損小鼠的製作以及各種分析工作也仍舊在同時進行。由於我們之前發現到食慾素與攝食行爲有關，所以西梅里等人當然也是從這個觀點在進行食慾素缺損小鼠的分析工作。而事實上，食慾素缺損小鼠的每日進食量也的確比正常小鼠少了5%左右。因爲小鼠會在夜間的黑暗環境中進食，所以爲了找出進食量減少的原因，研究人員還架設了紅外線攝影機將小鼠在夜間的攝食行爲拍攝下來。

結果一觀察小鼠在夜間的行爲，就看到了不可思議的光景。原本在活潑地進行整理毛髮等行爲的食慾素缺損小鼠，在行爲中途宛如什麼開關被關掉一樣突然倒了下去。當時西梅里等人原本認爲可能是癲癇發作，而如果是癲癇的話，可利用腦波診斷出來，結果在監測食慾素缺損小鼠的腦波後，卻沒有看到癲癇特有的波形，於是判斷這個奇妙的行爲並非癲癇發作所引起。

接著更從記錄到的腦波中發現了一個驚人的現象，那就是這些食慾素缺損小鼠會從清醒狀態突然變成如同快速動眼期睡眠的狀態，且就是在這個時候出現發作倒下的現象。之前說過，要進入快速動眼期睡眠之前，一定會先出現非快速動眼期睡眠，這一點在人類和小鼠都是一樣的。但這些不具有食慾素基因的小鼠，卻會偶爾出現突然從清醒進入快速動眼期睡眠的異常現象，所以這個時候牠們才會突然停止活潑的行動然後倒下。

食慾素缺損小鼠出現這些奇妙的行爲舉止到底代表了什麼意義呢？在詳細分析牠們的睡眠清醒模式後，結果發現牠們呈現的症狀與人類睡眠障礙疾病「猝睡症」中的高特異性症狀是相同的。雖然後面還會詳細說明，但這裡先簡單說明一下，所謂猝睡症，是一種主要症狀爲「強烈睡意」的疾病，特徵是會突然像昏倒一樣地睡著，也就是無法正常維持清醒狀態的特殊疾病。即使在發現這個疾病後又過了一百二十年的現代，病因依舊成謎。

而如今這個謎，在我們發表食慾素相關報告後又過了一年的一九九九年夏天，在歷經完全沒有料想到的過程後，就這樣解開了。

再說到另一件事，在我們發表食慾素的一九九八年那一年，發現快速動眼期睡眠、在睡眠醫學史上留下豐功偉業的阿瑟林斯基博士也在同一年過世了。博士是在聖地牙哥開車的時候，因爲「打瞌睡」造成的事故而喪命，命運是何等地捉弄人啊！而當時的我們，也完全想像不到食慾素的發現對之後的睡眠醫學造成了多大的影響。

交叉印證的兩個發現

在科學史上的重大發現中，有時也會發生不同的人員在不同的地點，採用完全不同的研究方式，結果卻恰巧得到相同結果的事，而且有時候還會剛好幾乎在同一時期推演出一樣的結果。這到底是神的安排還是命運的捉弄呢？實在是非常不可思議（其實有時候連背後執行的各種策略也是如此……）。

而發現食慾素與猝睡症關聯的研究，也是其中的一個例子。

美國史丹佛大學醫學院猝睡症研究中心的艾曼紐·米尼奧（Emmanuel Mignot）博士及其研究團隊，長年致力於探討猝睡症的病因（法國一直有許多優秀的睡眠研究成果，而米尼奧博士也是法國人），其對猝睡症之研究可追溯到二十年前，在巴黎小兒科醫院附屬醫科大學內克爾研究所專攻藥理學後，一九八九年赴美進入史丹佛大學從事睡眠研究就開始了。

當時史丹佛大學睡眠障礙研究中心主任威廉．迪蒙特（William Dement）正在進行犬隻猝睡症的相關研究（迪蒙特是快速動眼期睡眠發現者其中之一納瑟尼爾．克萊特曼的學生，另外第1章登場的不眠紀錄保持人蘭迪．嘉德納，觀察其睡眠的學者也是迪蒙特）。之所以會開始進行這項研究，是因爲迪蒙特在某次授課中講解猝睡症的時候，有一位女學生舉手說她所飼養的犬隻當時就有課程中講到的猝睡症症狀。

一九七三年開始對猝睡症犬隻進行研究的迪蒙特，不久之後就有了重大的成果。犬隻的猝睡症在一般情況下也跟人類一樣並不屬於遺傳性疾病，但在迪蒙特讓不同的猝睡症犬隻彼此交配後，就發現後代犬隻中也會有出現遺傳性的猝睡症。

於是從法國來到史丹佛大學的米尼奧博士，開始針對這些遺傳性猝睡症的犬隻進行基因的連鎖分析（linkage analysis），在歷經長達十年以上的研究後，終於找出了引起犬隻猝睡症的遺傳性致病原因。米尼奧等人所下的結論認爲，犬隻的猝睡症是因爲食慾素的受體之一「食慾素受體2」的基因出現異常而引起的。

雖然當時我們的研究團隊與斯克里普斯的研究團隊正好也在發現到食慾素神經元的解剖

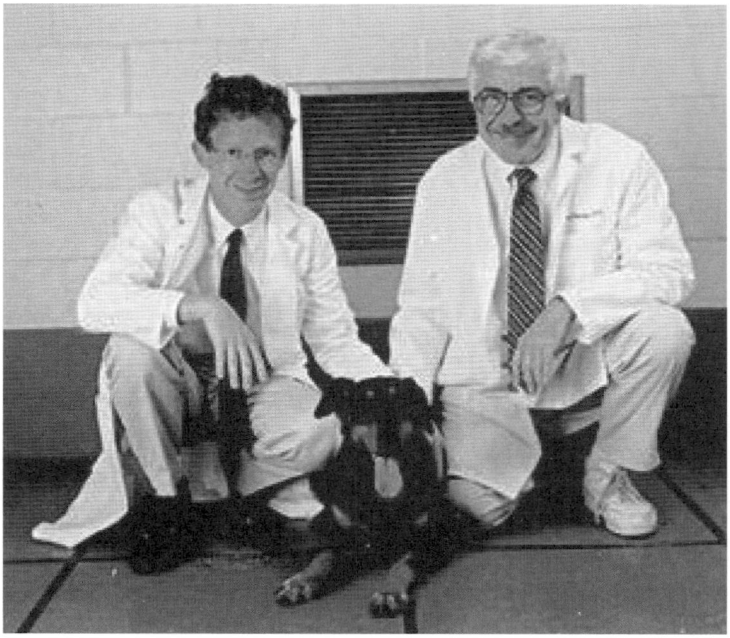

圖4-2 米尼奧博士（左）與迪蒙特博士（右），趴在兩人之間的是患有猝睡症的狗。

學特徵後，發現其軸突會延伸到對睡眠/清醒有重要作用的腦幹單胺類神經系統，但該研究結果也的確是很重要的線索，證明了猝睡症犬隻其食慾素受體之一的食慾素受體2之基因有所異常。

這兩項同樣都是透過人工培育出來的動物（食慾素基因缺損小鼠與猝睡症犬隻）來完成的研究，彼此交叉印證了對方的結果。一九九九年的夏天，兩項研究成果幾乎在同時間發表，而且，在小鼠身上證明了以人工破壞食慾素基因的後果會引起猝睡症，在犬隻身上則是透過遺傳性猝睡症犬隻的分析了解到其食慾素受體基因發生了異常。在犬隻與小鼠這兩種相差懸殊的動物身上，都共同顯示出當食慾素這項物質的相關訊息傳遞系統有所障礙時，會造成猝睡症的發病。

猝睡症的症狀

在這裡先稍微詳細說明一下猝睡症。一八八〇年法國的傑利諾醫師（Gelineau）提出了一個患者出現強烈睡意的特殊病例報告，該患者即使在白天也經常會感受到難以抵擋的睡意，且睡意一來無論在什麼情況下都會睡著，並且在短暫的睡眠後就會正常地清醒。不只是這個症狀，患者在大笑或工作上順利談成交易等興奮情形時，還會有下肢突然無力而猝倒的發作症狀，或是玩撲克牌抽到好牌時，突然變得全身無力不能動彈。

傑利諾醫師將這種引起睡意及突然無力的疾病命名為「猝睡症（narcolepsy）」，是由代表「麻痺、昏迷」之意的narke與「發作」之意的lepsis兩個希臘文合併而成的詞彙。其實早在十七世紀時，湯馬斯・威利斯（Thomas Willis）就記錄過符合猝睡症症狀的病例，可見這個疾病應該在此之前就一直存在了。

此病表現的症狀非常具有特徵性。人類大多在青春期前後發病，患者的主訴大部分都是強烈的睡意。一聽到「強烈的睡意」，可能有人會覺得「我也常覺得自己很愛睡，難道這是一種疾病嗎？」，不過猝睡症的睡意，其強烈之程度是非患者難以想像的。此病讓人困擾的地方就在於日常生活中「必須清醒的時候」無法保持清醒。舉例來說，學生在上課的時候打瞌睡這種愛睡的程度是健康的人也會有的，但是猝睡症的睡意會以在健康的人身上不可能發生的形式襲來。假設正在授課的老師在授課途中突然感受到強烈的睡意然後就睡著了的話會是什麼情形？如果該名老師罹患有猝睡症的話，就很有可能發生這種事。上班族可能會在重要會議中報告的時候睡著，或甚至有在參加公司招考的重要面試時睡著的情形。我們平常在等電車的時候，就算不小心在椅子上打瞌睡了，如果是健康的人在電車來的時候應該都會立刻醒過來吧，可是猝睡症的患者卻反而可能在正想著「電車來了！」的瞬間陷入睡眠。想當然爾，到了自己該下車的車站卻因爲睡著而無法下車這種事更是所在多有。也有那種好不容易花高價買到自己想要的音樂會門票，結果才一進場沒多久就睡著，直到最後才醒來……之類的案例。

總而言之，患有這個疾病的人，即使在健康的人因爲緊張或興奮而情緒高漲得睡不著覺的情況下，有時也會感受到強烈的睡意而睡著。

因爲睡眠不足或疲勞等原因而來的睡意任何人都曾有過，但若是猝睡症的患者，即使前一天睡眠充足，一天之內也會遭受到多次睡魔不分時間地點的襲擊，而且是不知不覺就睡著，完全不受意志力控制。就算是在影響人生的重大場合裡也一樣會睡著，有時還甚至會走路走到一半就睡著。不過這種睡著的情況通常會在短時間內清醒，而且剛起床時同樣會覺得很清爽，這一點也是此病的特徵，與其他的嗜睡症（Hypersomnia）並不相同。然而在二～三個小時後，又會出現強烈的睡意。另外，患者有時也會有幾乎沒有感受到睡意這種前兆就宛如昏倒一般睡著的情形發生（發作性睡眠）。

猝睡症還有另一個具特徵性的症狀，爲「情緒波動造成的猝倒（cataplexy）」，患者會突然全身肌肉無力。也就是患者一旦情緒激動時，肌肉就會使不上力氣，嚴重時會無法站立而跌倒，有時還會因此而受傷。造成誘因的情緒很少是因爲生氣，大部分是在開心的時候、自尊心得到滿足的時候或是在大笑的時候，也就是屬於正面的情緒波動，有時也會在驚訝的時候發生。這個症狀雖然並非所有猝睡症患者都會出現，但有80％以上的患者會伴隨此症狀，此外，此症狀出現時有非常高的可能性爲猝睡症，極具診斷價值。

除了「強烈的睡意」與「情緒波動造成的猝倒」外，猝睡症還有幾項具特徵性的症狀。首先是被稱爲「臨睡幻覺（hypnagogic hallucinations）」的症狀，也就是剛要入睡時看到幻覺，但其實那是非常鮮明的夢境。就像第1章所說的，在健康人士的睡眠中，快速動眼期睡眠通常出現在長時間（六十分鐘以上）的非快速動眼期睡眠之後。但猝睡症患者的特徵症狀之一，就是出現一入睡馬上就進入快速動眼期睡眠的異常現象。這個時候因爲大腦皮質跟清醒時一樣正在活動，因此所做的夢非常寫實，感覺就像眞的一樣。一般情況下的快速動眼期睡眠期間，大腦皮質，特別是背外側前額葉皮質區域會脫離正腎上腺素及血清素等清醒物質的影響，使得活動力下降，讓夢境不會殘留在記憶裡，也因爲認知能力變低，所以對於夢境只有模模糊糊的印象。不過，雖然這些製造清醒物質的神經元活動停止，但清醒物質的影響也不會立刻消失，所以若是從清醒狀態突然進入快速動眼期睡眠，就會變得在前額葉皮質仍在活動的狀態下作夢，讓夢境變得非常鮮明。

此外，這個時候通常會跟一般的快速動眼期睡眠一樣肌肉變得完全無力，所以當事人會體驗到「鬼壓床」（睡眠麻痺）的感覺。一般快速動眼期睡眠期間因爲背外側前額葉皮質的活動下降，睡著的人沒辦法實際感受到「鬼壓床」，但猝睡症患者因爲其背外側前額葉皮質仍在活動，所以會實際感受到「鬼壓床」的狀態。這個時候所做的夢境經常會有「窗外有陌生人要入侵我家」、「被雷打中」等伴隨恐怖感的內容，而且會特別眞實。然後再加上鬼壓床的狀態，讓整個狀況變得極度恐怖。

猝睡症是一種睡眠結構的異常

猝睡症大多發生在十幾歲的青少年，尤其以十四歲左右爲發病高峰。在日本，這個年齡正準備考高中，經常會有熬夜等睡眠時間減少的情況，所以即使發病了，有時周遭的人或甚至本人都沒有察覺，因爲大家會認定這個時期一邊與睡意搏鬥一邊打瞌睡本來就是一種常態。也因此從發病到就醫或診斷出來經常需要花費很長的時間。

可想而知，猝睡症對患者會造成很大的不便。在重要場合突然感受到強烈睡意的話，不但容易失誤，也很難集中注意力。念書也會變得很沒有效率，無法發揮本來的實力。而且一般人感受到睡意時就會變得愈來愈愛睡，結果還會被別人貼上「懶惰鬼」的標籤。

再加上周遭的人包括家人通常都不了解這種症狀，也會讓患者變得很煩惱。所以，猝睡症患者還會有很高的機率合併發生憂鬱症等精神疾病或糖尿病。

由於猝睡症可用包含腦波檢測在內的多項生理檢查儀器來診斷，所以經常會被誤解為「腦波異常」，不過這其實並非是腦波本身有異常，而是睡眠結構的異常。因此若要正確診斷此病，必須讓患者在一整晚入睡的狀態下以睡眠多項生理檢查（第52頁圖2－1）判定其睡眠結構。此外，不論是猝睡症患者的睡眠還是一般人的睡眠，其生理過程是相同的，猝睡症並非是睡眠本身有異常，而是睡眠與清醒出現的模式異常。人類一般情況下是一天睡眠一次的動物，每次睡眠大約連續七小時，其餘十幾個小時則維持在清醒狀態。但猝睡症患者的特徵是每次的清醒都無法維持長時間，只能短時間不連續地重複清醒與睡眠的過程。也因為患者在白天會頻繁地入睡，所以晚上睡覺時有時反而會不斷地醒過來（圖4－3）。

在發病高峰期的十四～十六歲青少年中，美國的發病率推測為0．05～0．2％（日本為0．16～0．18％）。雖然有約5％的病例為家族性疾病，但其他則幾乎都屬於散發性病例。另外，目前已知患者擁有特定HLA（人類白血球表面抗原）基因型（DR2或DRB1＊1501與DQB1＊0602）的比例顯著高出健康的人，而全世界第一

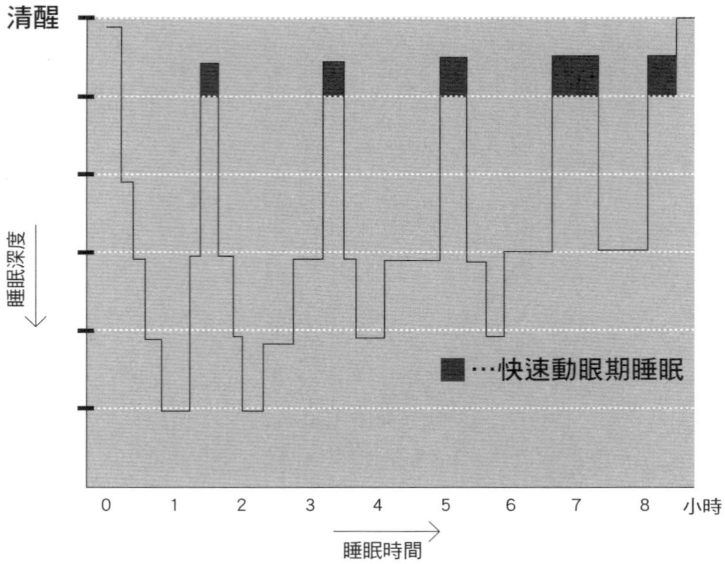

圖4-3 健康的人（上）與猝睡症患者（下）的睡眠模式。猝睡症的特徵是患者會頻繁地在睡眠中清醒（↙）。此外，患者有時會不經過非快速動眼期睡眠，直接從清醒狀態進入快速動眼期睡眠（▼）。

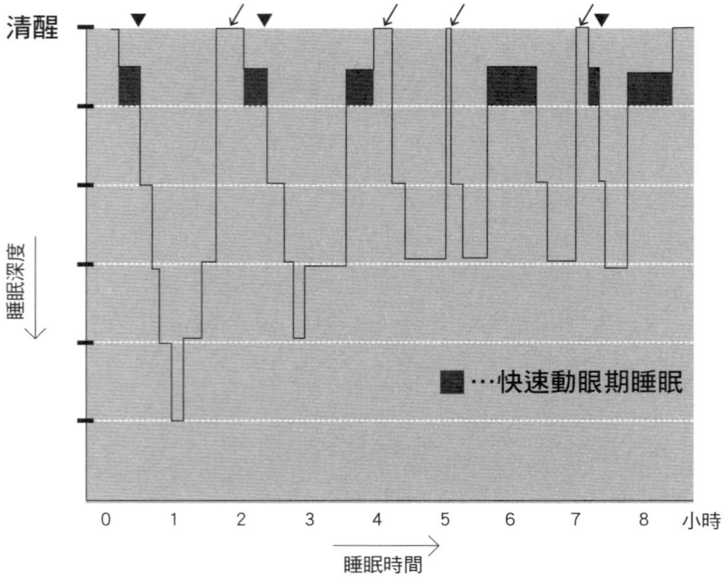

個提出ＨＬＡ與猝睡症之間關聯的，是一九八四年由東京大學本多裕老師研究團隊所提出的報告。

缺乏食慾素會引發猝睡症

從前述之一九九九年在小鼠及犬隻身上發現猝睡症的報告，很容易就能聯想到人類猝睡症的原因很可能也是因爲食慾素的功能異常，而這一點也很快地在第二年就得到了證實。目前已知有90％以上的猝睡症患者其製造食慾素的神經細胞有變性或脫落情形。更具體的情形則是猝睡症患者的腦脊髓液有90％以上的比例其食慾素Ａ的濃度極低（110pg／ml以下），這個發現來自於美國史丹佛大學西野精治博士等人的研究。而美國自二〇〇五年起也已將腦脊髓液中食慾素Ａ濃度的測定用來診斷猝睡症。

所以說我們已經知道造成猝睡症的原因在小鼠、犬隻及人類身上都是由於缺乏食慾素，那麼根據這一點，可以推測出至少在哺乳類動物身上，食慾素是與維持清醒的機制有關的，因爲缺乏食慾素就會出現無法順利維持清醒的現象。這就表示，所謂清醒的狀態必須要食慾素能夠確切地發揮功能後，才能正常地維持下去。

從探討猝睡症病因的相關研究中，學者們發現了食慾素這個物質對引發清醒狀態有重要的作用，那麼食慾素對於第3章提到的腦幹之單胺類神經系統與膽鹼性神經系統的睡眠/清醒控制機制，又是如何參與其中來控制清醒狀態呢？接下來，就來進入本章的正題。

食慾素能讓清醒維持在穩定狀態

單胺類神經元與膽鹼性神經元能控制睡眠與清醒這一點，我們在第3章已經提過了。至於食慾素的作用，則與這些神經元有密切的關係。

食慾素是由位在下視丘外側區的神經元所產生的。不過，如果製作食慾素抗體來對產生食慾素的神經元軸突進行染色的話，就會發現這個神經元的軸突有延伸到腦內各處。至於食慾素的受體，則是在製造正腎上腺素的藍斑核、製造血清素的縫核及製作組織胺的結節乳突神經核等部位發現。這幾個部位在第3章已經介紹過，都屬於單胺類神經元。

如果讓食慾素作用在這幾處神經元並同時監測其電氣活動的話，會發現這些神經元的放

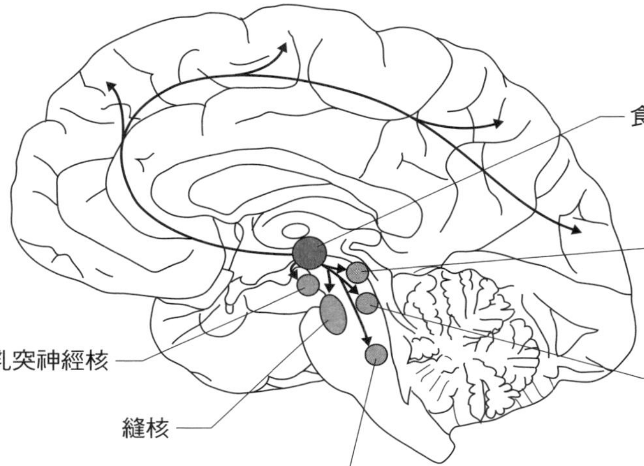

圖4-4　食慾素神經元會活化單胺類神經元。

電頻率會大量增加。此外，也觀察到製造食慾素的食慾素神經元會在清醒時活動，在睡眠時則活動停止。

總而言之，食慾素的作用就在於促進掌管清醒之神經元群的活動（圖4-4）。

不過，單胺類神經元之放電並不能只靠食慾素來維持，否則像猝睡症患者那樣體內幾乎沒有食慾素的人，豈不是永遠都醒不過來了！事實上，猝睡症是一種切換睡眠／清醒狀態的開關變得非常不穩定、導致很容易在兩種狀態間切換的狀態。也就是說，食慾素並非清醒的開關本身，而是當開關切換到清醒狀態後，能夠讓開關穩定而不在錯誤的時間點隨意切換，換句話說，食慾素具有的功能就是維持清醒狀態的穩定（亦即防止腦部進入睡眠狀態）。也可以認爲，單胺類神經元原本就能自動且緩慢地以數赫茲的頻率有節奏地放電，而食慾素的作用就是防止這個放電過程中斷，可以說是一種讓單胺類神經元之活動不會中斷的輔助物質。

「清醒」與「睡眠」間的真正關係

那麼食慾素是如何讓清醒狀態維持穩定的呢？

第3章說過，前視區的睡眠中樞（GABA神經元）與腦幹的清醒系統（單胺類/膽鹼性神經元）彼此是互相拮抗、宛如蹺蹺板一般的關係。

因此在健康的人身上，食慾素系統會在適當的時機伸出援手幫助清醒系統，讓蹺蹺板往清醒那一側向下傾斜，所以能維持清醒狀態的穩定。也就是說，平常都是睡眠系統占上風，只有必須清醒的時候，食慾素才會強力支援清醒系統。

打個比方，大家可以想像成體重較重的「睡眠系統」跟體重較輕的「清醒系統」分別坐

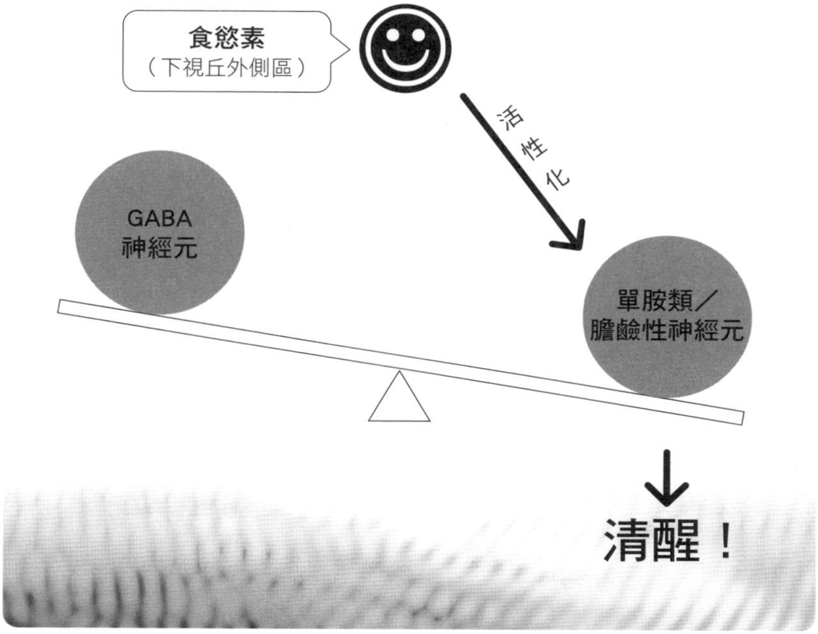

圖4-5　食慾素讓清醒狀態及睡眠狀態維持穩定。

在蹺蹺板的兩側。儘管平常蹺蹺板都是傾斜向睡眠系統那一側，但是在需要清醒的時候，首先大腦邊緣系統等區域發出的訊號會讓清醒開關打開，之後，食慾素會強力支援清醒系統，讓蹺蹺板傾斜向清醒那一側並固定在那個狀態。也可以想像成巨人的手將蹺蹺板向下壓，然後手一離開，蹺蹺板又會慢慢向睡眠那一側傾斜。也就是有了這個系統，就能確保清醒狀態及睡眠狀態兩者的穩定性（圖4-5）。

既然如此，那為什麼像猝睡

症患者那樣缺乏食慾素的人，並不會無法清醒、一直睡下去呢？想必大家會產生這樣的疑問吧！

神經系統是一種具有可塑性的系統，當其中一個輸入途徑有所缺損時，神經系統會產生變化來彌補它。因此在猝睡症這樣的情況時，單胺類神經元會出現慢性變化，讓患者在沒有食慾素的幫助下也能清醒。在慢性的食慾素缺損狀態下，由於單胺類神經元具有可塑性，因此會變化爲即使沒有食慾素也能進行充分的神經活動。而實際上在猝睡症小鼠身上也已發現，藍斑核的正腎上腺素神經元在清醒時的放電頻率是正常的，或甚至比正常小鼠還要增加。這個現象顯示出小鼠的腦內已經適應沒有食慾素的狀態，所以食慾素神經元的下游神經元也因此發生了變化。不過在那種狀態下，睡眠／清醒的切換會變得在一種難以捉摸的平衡下進行，導致睡眠狀態與清醒狀態兩者都變得非常不穩定，也因此才會出現猝睡症的病狀。也就是說，切換睡眠／清醒的開關本身原本就是由前視區的睡眠神經元與腦幹的單胺類／膽鹼性神經元所構成的，所以就算沒有食慾素也不會對切換產生障礙，只不過如果欠缺食慾素這個穩定系統的話，會讓「清醒」與「睡眠」狀態無法穩定地維持下去。

就像這樣，因爲腦內有食慾素這種物質的存在，並且會在適當的時機點刺激清醒控制系統的關係，所以才能發動清醒狀態且維持在必要的程度。也因此食慾素神經元有缺損的猝睡症患者，無法在需要清醒的時候讓自己維持在清醒狀態。在這樣進一步了解由食慾素構成的清醒維持機制後，所謂的「清醒」其本質上的意義到底是什麼似乎也愈來愈明朗化了。只是前面雖然說了食慾素在「需要清醒的時候」會幫助清醒系統，那麼「需要清醒的時候」又到底是什麼時候呢？

在下一章我們將繼續探討食慾素神經元的控制機制，來思考所謂清醒的眞正意義。

第 5 章

食慾素揭露了「清醒」的意義

人類和動物為什麼一定要醒來呢？

我是爲了作夢
才每天早上醒來的。
（村上春樹）

需要在清醒狀態下才能「注意」與「行動」

當有人問你「爲什麼要起床（醒來）呢？」的時候，你會怎麼回答？或許答案可能是「爲了工作」，或「爲了去運動」「爲了看電視」，這些行爲的共通點，都是必須要對某些事物付出「注意力」的時候。想要注意就不能不清醒，英語中有一句俚語「Wake up and smell the coffee！」用在要人注意的時候，意思就是「看清現實吧！」。清醒（wake up）與注意，就是有這種切也切不斷的關係。實際上，第3章所提到的掌管清醒之物質——單胺類或乙醯膽鹼，也與「注意」有非常密切的關係。

而理所當然地，「注意」是爲了進行某種「行動」的前提，所以不論是進行什麼事，想要行動自然也必須要在清醒狀態下才能進行。

也就是說，包含人類在內的動物，爲了能注意某件事，然後採取某種行動（action）時，都必須要清醒過來。

動物爲什麼要採取行動呢？首先，無法取得食物就無法生存，所以動物必須清醒，然後採取行動去獲取食物這項「報酬」。野生動物在取得食物的過程中會伴隨著相對的危險，所以必須處於高度清醒的狀態。而人類的工作不也是有「餬口飯吃」這種形容方式嗎！還有另一件重要的事，就是動物必須保護自己不要遭受到「危險」。野生動物經常會有被掠食者襲擊的危險，為了避開這種危險，就必須注意與採取行動，所以也必須提高自己的清醒程度。後面也會提到，面對危險時的恐懼或不安等「情緒波動」，是維持清醒的重要因子。尤其在會讓情緒激動的場合，或是依循動機而採取某種行動的時候，更是需要高度清醒。

總結來說，清醒與獲取食物等報酬的行動及恐怖或不安等情緒波動有密切的相關性，也就是說動物「為了能吃到食物」以及「為了不被吃掉」，保持清醒是很必要的。

相反地，當動物處在塡飽肚子且安全的狀態時，就是準備睡覺以便讓腦部及身體獲得休息的好時機了。睡眠這項行為要在確保自己處於安全及適當溫度的環境下才會進行，而適合睡覺的時間則是因動物生活的環境而異，且受到晝夜節律控制。換句話說，晝行性動物會在白天進行攝食行為，夜晚多為休息期；夜行性動物則會以夜間為主要進食時間，白天則大多都在睡覺。

從這種睡眠與清醒的關係來看，說得極端一點，對動物或人類來說，「睡著」的狀態就像是預設值（default）一樣，只有在特別需要的時候（也就是需要注意或行動的時候），才會「勉強地」醒來。在第4章中比喻爲睡眠／清醒之切換開關的蹺蹺板也是類似的概念，蹺蹺板平常都是傾斜向睡眠那一邊，是在食慾素神經元支援清醒系統後，開關才會切換到清醒那一邊。就像我們沒有要用到電腦的時候，電腦的電源開關通常也都是在關閉的狀態吧！總而言之，睡眠與清醒必須配合外界的環境（是否危險、是否能得到食物等報酬）以及動物的內部環境與晝夜節律，適當地進行調控才行。

而猝睡症，就是這種清醒維持系統發生異常所引起的精神及神經疾病，在「必須清醒的場合」因爲缺乏食慾素的關係，使得病患無法適當地維持清醒狀態，這一點在前一章也提過了。

食慾素的功能涉及多個方面，其中最主要的功能就是促使清醒並維持穩定，並且還能活化交感神經、促進壓力荷爾蒙的分泌、提升幹勁、改善全身機能、讓意識清明、提高注意力。這些功能在動物決定自己應該採取什麼行動的決策（Decision-making）過程中扮演了很重要的角色。或許也可以說是一種讓行動或身體機能轉變爲生存模式的功能。

所謂清醒，是一種不只是腦部還涉及到全身機能的狀態，而食慾素就是如前述般與清醒密切相關的物質。所以如果能深入且仔細探討食慾素功能的話，應該就能了解到所謂清醒這個狀態在生理上的意義。

在先前所提到的「注意」中，前腦基底部的膽鹼性神經元擔任了很重要的任務。這些神經元在清醒時會活躍地放電，特別是在需要注意某些事物的時候，神經元的活動會更爲提高。前腦基底部這個區域就如同字面一樣，位在大腦的基底區域，這裡散布著膽鹼性神經元，以乙醯膽鹼爲神經傳導物質。之前登場過好多次的腦幹（橋腦）膽鹼性神經元同樣以乙醯膽鹼爲神經傳導物質，但這兩者爲不同集團。這些神經元位在大腦皮質與視丘，負責調節神經活動與突觸的效率。例如視覺皮質的神經元在動物提高注意力注視著某樣物體時活動會增加，此時就有乙醯膽鹼的作用參與其中。當乙醯膽鹼作用在大腦皮質或視丘時，這裡的神經元會變得不再同步而各自活動，以便能處理大量的訊息，這就是一種注意力正在提高的狀態。而我們現在已經知道食慾素能讓這些膽鹼性神經元興奮，此外，相反地也有一部分食慾素神經元會受到乙醯膽鹼刺激而興奮。

從這些現象可以推測，在發動注意的時候，前腦基底核的膽鹼性神經元與食慾素神經元兩者之間很可能有能夠互相讓對方興奮的迴路在進行活動。此時食慾素也會同時刺激腦幹的單胺類神經元，提高清醒程度。

食慾素神經元的控制機制

爲了研究食慾素神經元的功能，我們不斷地以多種方式試圖找出食慾素神經元的輸出、輸入系統。

其中輸出系統就如第4章所述的，食慾素會輸出到腦幹的單胺類神經系統及膽鹼性神經系統，提高它們的機能來維持清醒。

那麼通往食慾素神經元的輸入系統又是什麼呢？又是什麼樣的機制在控制這些神經元的活動？只要能了解控制食慾素神經元活性的系統，應該就會知道食慾素神經元會在什麼情況下放電。

所以我們一直在持續找出食慾素神經元是受到什麼物質所控制的，以及接受哪種神經系統的神經性輸入，屆時透過俯瞰該神經系統，應該就能了解清醒控制系統的生理學意義。換句話說，也就是可以釐清對生物而言，「清醒」到底代表了什麼意義。

那麼，在這裡來說明一下有關食慾素神經元的控制機制。

「情緒」會刺激食慾素神經元

先再次說明一下，神經元（神經細胞）是一種訊息處理的單位。樹突部分能接受不同訊息的輸入，軸突部分能輸出訊息到其他神經元（↓第46頁之專欄），而樹突與其他神經元之軸突相連並接收訊息的部位稱之爲突觸。軸突的末端會分泌化學物質，也就是神經傳導物質（↓第85頁之專欄），當其與其他神經元樹突內之受體結合後，能對神經產生興奮或抑制作用。而一個神經元能透過多達數萬的突觸來接收訊息，那麼食慾素神經元是接受了什麼樣的訊息輸入呢？

首先，食慾素神經元會接受來自大腦邊緣系統的大量輸入。大腦邊緣系統（↓第151頁之專欄）是掌管情緒的系統，其中被稱爲杏仁核的區域會接受來自感覺系統的輸入，並判斷所接收的訊息是否是自己喜歡的（↓第160頁之專欄）。杏仁核也與「情緒波動」（也可直接稱爲「情緒」）的產生有極大關聯，由於「情緒」是一種主觀的認知，若是基於科學觀察來推測動物的情緒則屬於情緒波動。

情緒波動（情緒）包括喜怒哀樂，目前已知每一種情緒波動都能提高清醒程度。當動物感到恐懼或不安時就會變得睡不著，因爲如果身邊有危險存在而自己又睡著的話，馬上就會受到傷害。相反地，當有報償性的情緒波動出現，也就是期待有開心或高興的事情發生時，同樣也會睡不著，因爲不想讓自己錯失良機。由此可知，清醒程度會受到情緒波動的大幅度影響。

那麼，情緒波動是如何支配清醒狀態的呢？之前說過情緒波動是由杏仁核產生的，而製造食慾素的神經元則是直接或間接地接受來自杏仁核的大量輸入。當杏仁核判斷來自感覺系統的輸入是好的或壞的「緊急事態」（「現在不是睡覺的時候了！」）時，會刺激食慾素神經元使其興奮，並因此而維持清醒程度。

食慾素神經元放電頻率增加後引起的現象不只是提升清醒程度，當「情緒波動」產生時，杏仁核會透過下視丘提高交感神經系統的活動程度。大家應該都有情緒激動時心跳加速的經驗吧，這就是因爲交感神經系統的活動提高了心臟機能。但如果是缺乏食慾素的動物，隨著情緒波動而出現的交感神經系統興奮性就會明顯減弱。從這一點可以看出，食慾素神經元興奮之後會引發交感神經系統的活動增加。而食慾素引起的這種身心變化，也是構成大腦邊緣系統產生之情緒波動的一環。

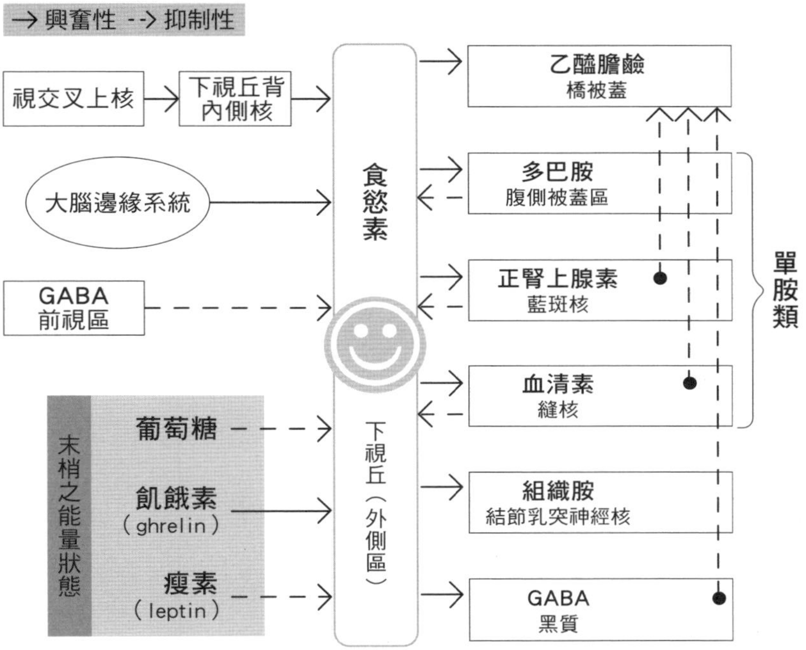

圖5-1　食慾素神經元之輸出入系統概要

不過，大腦邊緣系統造成的食慾素神經元興奮如果變成慢性作用的話，就會演變成失眠症。有些遭受過大型災難的人，事後在訴說他們的不安時，也常會說「擔心到晚上都睡不著」。這種「不安到睡不著覺」的表現，不分語言、文化、種族，在所有人身上都是共通的。大家在日常生活中也應該都曾有過考試或重大會議的前一天睡不著覺的經驗吧，這也是一種不安造成的情緒激動所導致的。

但這種失眠並非完全是擔心

所引起的，有時候即使意識中已經不記得讓自己不安或擔心的事，腦中還是會持續感受到那些要素。這是因爲一旦形成慢性壓力後，即使正在產生情緒反應，但由於海馬體系統發生異常的關係，記憶會變得曖昧不清，所以有時候本人也無法實際感受到造成自己不安或擔心的原因是什麼。而這是一種焦慮症，大部分會伴隨失眠症狀。我們的意識並不能完全掌握住自己身上正在發生的事，正確來說，其實只有極小一部分是在意識的掌控下而已。

總而言之，短期性來說例如恐懼或喜悅等情緒波動，慢性來說則是不安的情緒，會由大腦邊緣系統輸出並造成食慾素神經元的興奮，而這也會直接影響到單胺類神經系統，所以說清醒與情緒之間有密切的關係（圖5-1）。

在日本上市的全球第一款食慾素受體拮抗劑

大家是否有過睡不著的困擾呢？心裡不安的時候、明天有什麼重要大事的時候、興奮的時候、或是才剛失戀的時候，不論是誰都有過睡不著覺或在半夜醒過來的經驗吧！這個就是前述大腦邊緣系統的作用所致。

不過，如果是自己找不出明確的原因卻又每天都睡不好的話，那就是得了「失眠症」了。每五個人就有一個人有失眠的煩惱，是非常常見的症狀。儘管造成失眠症的原因有許多，但其中大多與壓力或心裡不安有關。也有病患本身雖然沒有自覺，壓力或不安卻已對腦部造成影響而失眠的情形。壓力與不安雖然是透過感覺系統對腦部造成影響，但識別其爲壓力與不安的，依然是位在大腦邊緣系統產生情緒反應的杏仁核。

如同前面所說的，當這種大腦邊緣系統的不安機制爲慢性地持續作用時，就會演變成失眠症。如果這種狀態持續下去的話，之後「失眠」本身就會形成恐懼或不安，最後則演變成慢性失眠症。由於來自大腦邊緣系統的輸出作用在食慾素神經元會引起清醒，因此就有學者認爲如果能開發藥物去妨礙食慾素的作用，應該就可以治療失眠症。

二〇一四年底，能夠與食慾素受體結合而妨礙食慾素作用的食慾素受體拮抗劑（Suvorexant），以全世界打頭陣的形式在日本做爲失眠症治療藥物上市了。過去的失眠症治療藥物中，有95%的比例是與GABA受體結合以提高GABA作用的藥物，但自從食慾素受體拮抗劑上市後，失眠症治療藥物就有了更多選擇，給失眠症的藥物治療方式帶來了巨大的改變。

為什麼空腹的時候睡不著

第4章也說過，食慾素在一開始被認爲是一種控制攝食行爲的物質，之後才發現其與猝睡症之間的關聯，並因此發現它在清醒/睡眠的控制中負責很重要的任務。但其實攝食行爲與清醒，原本就有極爲密切的關係。

事實上，大家應該都有過吃飽後特別想睡的經驗吧！相反地，應該也有人在爲了減重而節食的時候會有睡不著覺的煩惱。食慾與清醒之間的關聯，只要看看嬰兒的樣子就知道了。小嬰兒一天中有大半時間都在睡覺，但在想要喝奶的時候就會醒來哭泣，然後吃飽了之後又會再度睡著，從這一點就可以看出營養狀態與睡眠之間有密切的關係。

在解開了食慾素神經元的控制系統後，我們對這種深刻的關係又有了進一步的了解。之後還會再說明，目前已經發現食慾素神經元能夠監測全身的營養狀態，並且還能根據營養狀態改變自己的神經活動。

舉例來說，如果我們長時間沒有攝取食物的話，血液中的葡萄糖濃度（血糖值）會逐漸降低，這個變化會直接造成腦脊髓液中葡萄糖濃度的變動。一旦葡萄糖濃度下降，食慾素神經元的放電頻率就會增加。相反地，當腦脊髓液中的葡萄糖濃度上升時，食慾素神經元就會受到抑制。也就是說在空腹的時候，製造清醒物質食慾素的神經元，活動（放電）會變得極爲活躍。

如果暫時停止小鼠的飼料供應，小鼠就會變得在原本應該是休眠期的白天四處活動，這是一種清醒程度上升所導致的現象，且實際上的睡眠時間也會減少。但若是基因操作下無法製造食慾素的小鼠，則不會出現這種變化。換句話說，絕食造成的空腹訊息，是透過食慾素的作用來提高清醒程度的。野生動物一旦肚子餓時，就必須進行找尋食物的行爲，這個時候牠們必須提高清醒程度讓意識清楚，並且讓交感神經興奮來提高身體機能，才能支援牠們的行動，因爲尋找食物本身就是一種會伴隨危險發生的行爲。而要發揮這個功能就不能缺少食慾素神經元。

此外，大部分的草食動物睡眠時間都很短，像馬或鹿一天的睡眠時間就只有二到三個小時。有一種說法認爲這是因爲草食動物的能量來源是低熱量的植物，所以爲了充分攝取營養，必須花費許多時間保持在清醒狀態以便進食。當然也有一個原因是草食動物有被肉食動物捕食的危險，所以必須維持清醒才能保護自己不遭遇到危險。而相反地，肉食動物的睡眠時間就很長，這些現象也顯示出攝食行爲與清醒之間的關聯。

總結來說，體內的能量狀態與睡眠/清醒之間有密切的關係，而其中食慾素的功能占了很大的作用。

三位一體的巧妙系統

在第3章我們已經知道，在下視丘的前視區，尤其是腹外側前視區（VLPO）中，存在著只有在睡眠時會活動的GABA神經元。這些睡眠神經元會抑制身爲清醒系統的單胺類神經元，而且食慾素神經元也會受到這些睡眠神經元的抑制性輸入。也就是睡眠神經元在抑制住單胺類神經元及食慾素神經元這兩者之後，才造成了睡眠狀態。睡眠神經元與清醒系統及食慾素神經元彼此都有關聯，若從別的觀點來看，也可以想成對清醒系統來說，食慾素神經元的作用就是油門，而睡眠神經元的作用則是煞車。

想要適當地在清醒/睡眠這兩個腦部的運作模式間切換，且「固定」在適當的模式裡，就必須靠睡眠神經元、單胺類及膽鹼性神經元、食慾素神經元這三位一體的系統。食慾素的

COLUMN 8

單胺類神經傳導物質與精神疾病

胺基酸是由胺基和羧基所組成的，而所謂單胺類神經傳導物質，則是構造為胺基酸脫去羧基後的生物活性物質，由於只擁有一個胺基，所以才被稱為單胺類。

單胺（Monoamines）在全身能發揮各種不同的生物活性，在腦內也有多種不同的功能。腦內的單胺類物質包括多巴胺、正腎上腺素、血清素及組織胺（組織胺含有兩個胺基，所以嚴格來說應該不屬於單胺類，但為了方便起見，還是經常被歸類為單胺類）。其中多巴胺及正腎上腺素為兒茶酚胺類（Catecholamines），血清素則屬於吲哚胺類（Indoleamines）。

所有的單胺類神經傳導物質都與清醒有很深的關係，若要各自介紹其特徵，多巴胺為獎勵型（幸福感、成就感）、正腎上腺素為精神性的興奮（激昂感、憤怒、恐懼）、血清素則是與安心感的關係匪淺，也就是都與心情有明確的關係。

清醒就是由這些單胺類神經傳導物質（神經調節物質）所掌控，而且當這些物質失調時也與精神疾病深刻相關。例如思覺失調症（Schizophrenia）就與多巴胺有關，治療方式會使用多巴胺拮抗劑。另外，血清素及正腎上腺素與憂鬱症有關，治療憂鬱症時會使用提高這些物質作用的藥物。

總結來說，單胺類物質與精神功能及情緒有密切的關係，從這一點也可看出清醒系統與精神功能之間有很深的關聯。

功能就是幫助打開清醒的開關，並且進一步讓清醒狀態穩定下來。食慾素神經元與單胺類神經元（清醒系統）彼此互相聯絡，且結合方式十分特別，即食慾素神經元能讓單胺類神經元興奮，但單胺類神經元卻相反地會抑制食慾素神經元（圖5-2）。

像這種對於活化自己的系統會送出抑制性訊息的系統，稱爲「負回饋系統（negative feedback system）」，這種系統適合用在減少構成要素之變動的控制方式。從食慾素神經元與單胺類神經元的關係來看，清醒時，單胺類神經元會持續活躍地放電，這種放電活動如第3章所提到的，會促使大腦維持在清醒狀態。一旦單胺類神經元的活動下降時，清醒程度就會降低，但這個時候對食慾素神經元的抑制也必然會減弱，於是食慾素神經元的放電頻率又暫時性地增加，這樣一來，食慾素神經元又會讓單胺類神經元興奮，結果就是單胺類神經元的活動又回到原本的狀態。

這個機制的功能，就在於當單胺類神經元的活動下降時，也就是清醒狀態快要中斷而傾向睡眠狀態的時候，會像鋼琴的踏板（能讓聲音持續）一樣讓清醒系統能夠維持運作。

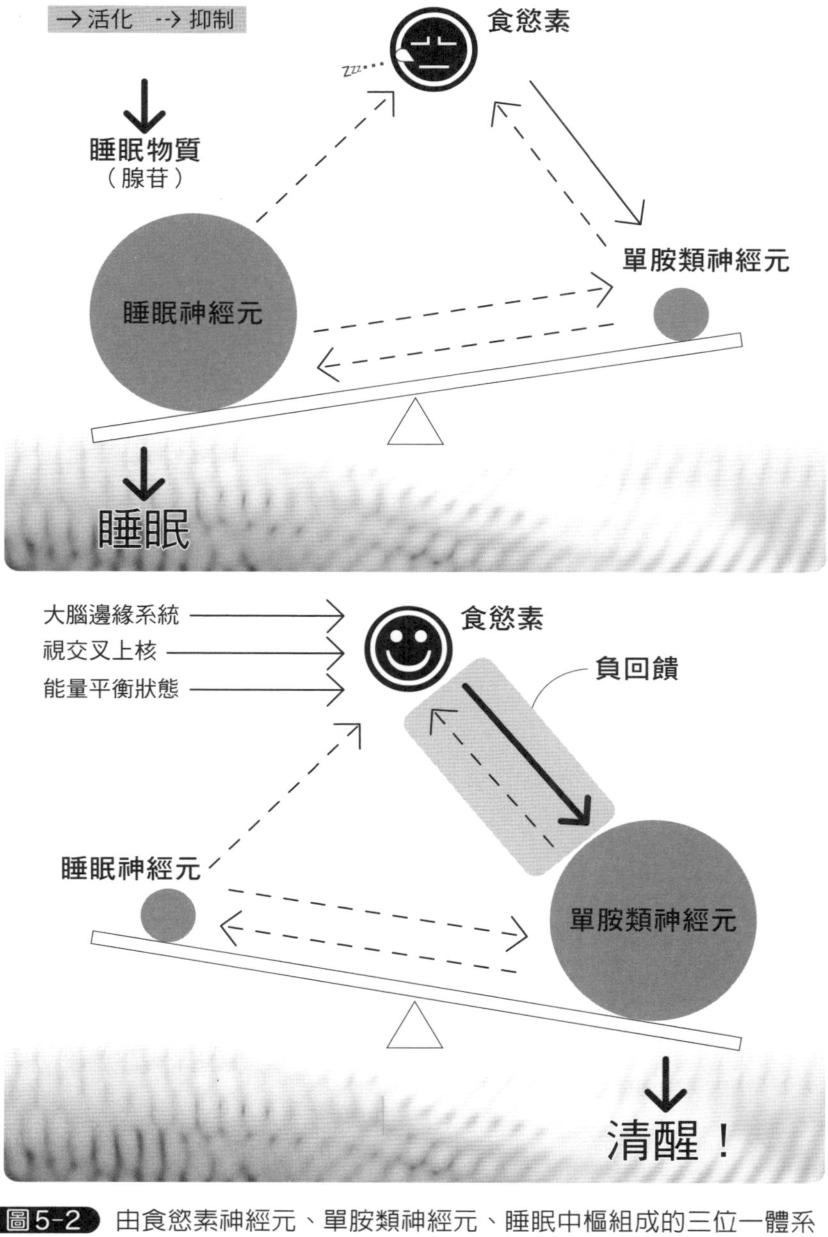

圖5-2　由食慾素神經元、單胺類神經元、睡眠中樞組成的三位一體系統。圓圈的大小代表活動的強度，上方為睡眠時，下方為清醒時。

生理時鐘與食慾素

如前所述，食慾素神經元會接受來自大腦邊緣系統或睡眠中樞等各自不同的興奮性訊息或抑制性訊息的輸入，並因此而控制在適當的活動狀態。不過，大家應該也會感覺到一天之內的清醒程度其實是有所變動的，從這一點很自然就會聯想到這可能是受到來自生理時鐘信號的控制。腦內的時鐘位在下視丘的視交叉上核，不過，目前還沒有明確證實視交叉上核會直接將訊息輸往食慾素神經元。可能性比較高的是來自視交叉上核的訊息在下視丘「背內側核」區域內轉換神經元後，再輸入到食慾素神經元。而實際上在利用大鼠等動物進行試驗後，會發現到食慾素神經元的放電頻率在夜間會特別高，白天則特別低，而我們知道屬於夜行性動物的大鼠在應該清醒的時間，其活動會增加。

然而，如同前面說過的，食慾素系統會在清醒系統需要打開的時候發揮作用維持其活性，也就是如同穩定器一般的功用。因此，來自生理時鐘的輸出訊息雖然會輸入到清醒系統，但也有可能對食慾素神經元不會造成什麼影響。也就是說，來自生理時鐘的信號雖然會影響到單胺類神經元或膽鹼性神經元的活動，但也許並不會直接對食慾素神經元造成明顯的

COLUMN 9

大腦邊緣系統①形成「心靈」的場所

大腦邊緣系統被認為是形成「心靈」的腦部構造，其中海馬體與記憶相關，杏仁核則是判定「喜好、厭惡」的區域。

當杏仁核接受到感覺刺激後，會將該刺激與本能或記憶進行對照並同時判別那是自己「喜歡」還是「厭惡」的。這個功能原本是用來提高動物的生存機率，判斷自己應該接近還是逃離那個經由感覺系統得到的訊息。而在人類，則是產生喜怒哀樂等「情緒」的區域，由於一旦產生情緒後會輸出訊息到自律神經系統並造成心臟機能的變化，因此遠古的人類認為「心靈」就位在心臟部位。

人類為什麼會有「心靈」呢？一般認為這是為了「決定自己應該要採取什麼行動（決策）」而存在的。當我們站在人生的分歧點時，或者就算沒到那個地步但被迫要在兩個選項中二擇一時，經常會有那種就算自己再怎麼想用理性來判斷卻還是沒有辦法得到結論的情況，畢竟事物往往都是一體兩面，有優點也會有缺點，所以我們才需要以「心靈」來直覺式地選擇自己「喜歡」的那一方。這裡隱藏的含意就是大腦邊緣系統的功能是有其必然性的，意即我們可以詢問自己的「心靈」來決定自己的目的地。

影響。因為單胺類神經元活動的晝夜變化，可能只是間接性地造成食慾素神經元活動的晝夜變化而已。有關生理時鐘與食慾素神經元之間的關係，還有許多地方須等待今後的研究來釐清。

食慾素神經元調節機制的重要性

若是以基因操作培養出能在腦內大量產生食慾素的小鼠的話，小鼠會變成什麼樣呢？如果讓腦內隨時充滿強力的清醒物質，一定就能創造出完全不用睡覺的動物嗎？事實上我們眞的進行了這種實驗，而結果也絕非如此。神經元在興奮性的因子或抑制性的因子慢性增長的情況下，儘管會暫時性地活動加強或減弱，但不久之後就會恢復成原有的活動狀態。就算讓食慾素能在腦中大量生成，雖然會讓單胺類神經元的活動暫時性增加，但由於相對地製造GABA抑制性神經傳導物質的神經元也會增加輸出抑制性的訊息，不久之後單胺類神經元就會恢復原來的放電頻率。

儘管如此，這種小鼠還是不會恢復到完全正常的狀態。在腦中隨時有過量食慾素的狀態

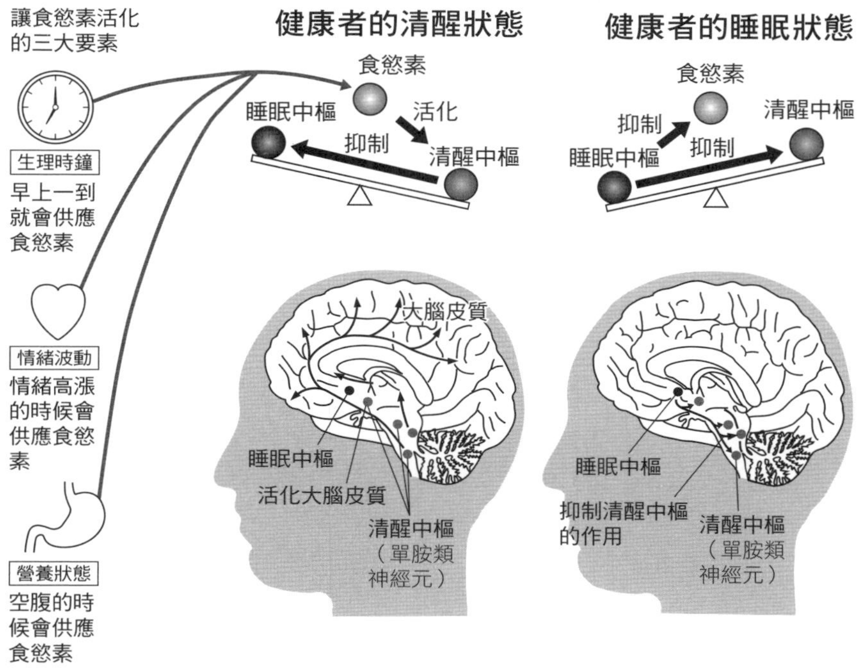

圖5-3 食慾素神經元能因應身體狀況來調節清醒狀態

下，睡眠中樞的神經元利用GABA去抑制單胺類神經元的效果會愈來愈差，使得小鼠無法順利地維持睡眠狀態，最後會陷入重度的失眠症。

就像這樣，在睡眠期間能夠確實地抑制食慾素神經元的活動這項功能是非常必要的。也就是食慾素並非只是存在於腦內就好，還必須要有正常的調節機制在適當的時機點刺激或抑制食慾素神經元，否則睡眠／清醒的控制系統就沒辦法順利運作。

食慾素神經元除了能像前面所說的因應生物體內外的環境來維持適當的清醒程度，還擁有輔助行爲的功能。因爲它能綜合情緒反應、全身營養狀態、生理時鐘等資訊後，讓動物維持在適當的清醒狀態來因應這些生理狀況（圖5－3）。例如在情緒高漲的時候，食慾素能維持清醒以便應付當下的局面，空腹的時候則是維持清醒以便動物完成攝食行爲。相反地，如果動物體內充滿能量而且又處在安全的狀態下時，食慾素神經元就會停止活動，讓睡眠能夠安然造訪。

此外，由於食慾素被認爲與焦慮症等異常狀態或失眠症有關，所以除了之前說過的目前在臨床上已將作用在食慾素系統的藥物（拮抗劑或促進劑）做爲失眠症的治療藥物外，目前認爲其在伴隨過度清醒症狀之精神疾病（也就是精神官能症、恐慌症、創傷後壓力症候群〔PTSD〕等疾病）的治療上也有發揮功效的可能性。

連結攝食行為與清醒狀態的食慾素

前面曾經說過，食慾素神經元存在於下視丘的外側區，而這個區域以往都被認爲是攝食

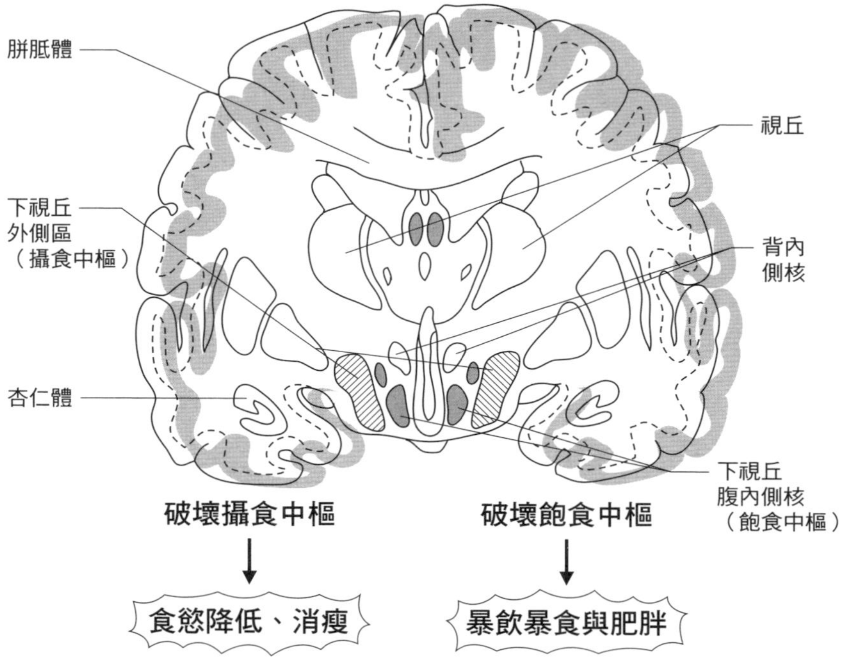

圖5-4　攝食中樞與飽食中樞

中樞。

在下視丘中與食慾相關的中樞有兩個（圖5-4），即位於腹內側核的「飽食中樞」與位於外側區的「攝食中樞」。在六十多年前的實驗中已經顯示，如果破壞動物的腹內側核會造成動物暴飲暴食與肥胖，相反地，破壞外側區則動物會失去食慾，嚴重時甚至會餓死。另一方面，如果對腹內側核施以電刺激則會抑制食慾，刺激外側區則會出現攝食行爲。由於有這些現象，過去一直認爲攝食行爲是由這兩個區域的相反作用來進行調節的（目前則已知弓狀核與背內側核的作用也很重要）。

日本九州大學名譽教授大村裕博士在一九六〇年代還在擔任金澤大學醫學院教授的時候，就曾發現攝食中樞所在的下視丘外側區裡存在著一種神經元，當細胞外的葡萄糖濃度愈高時，放電頻率就會愈低。這種神經元在當時被稱爲「葡萄糖感受性神經元」，並認爲在食慾控制方面扮演重要的角色。

食慾素的存在區域，則正好與這個攝食中樞所在的區域完全一致，所以當初我們也是著眼在食慾素與食慾之間的關聯在進行研究，而且在實際上將食慾素注入到動物腦內後，也的確有攝食量上升的情形。

不過一段時間之後，我們就發現原來食慾素是一種與清醒有關的物質，而這代表了什麼意義呢？

不久之後我們就找到了其中的關鍵，當我們針對食慾素神經元的特性進行調查後，發現與食慾控制有關的物質能明確地讓食慾素神經元的活動發生變化。

這些物質就是瘦素（leptin）和飢餓素（ghrelin）這兩種荷爾蒙。瘦素是由全身的脂肪細胞所分泌的，能對下視丘的弓狀核區域作用，抑制食慾。另一方面，飢餓素則是由胃部所分泌，能讓食慾變得亢進。而我們發現了食慾素神經元會被瘦素所抑制，在飢餓素的刺激下則會興奮，也就是其與食慾的控制系統之間有明確的關聯。

從這個現象可以類推出，食慾素神經元爲了能夠維持動物因應體內營養狀態而做出的攝食行爲，所以具有控制清醒狀態的功能。

此外，如同前面說過的，食慾素神經元在體內血糖值偏高的狀態下會受到抑制，血糖值下降時則會增加其放電頻率，而這就是前述葡萄糖感受性神經元所具有的特性。

平常中午過後，很多人都會在吃飽飯後變得很想睡，這是什麼原因呢？雖然大家都會說「這是因爲血液爲了消化所以集中在腸胃，腦部缺少了血流，所以才會很想睡呀」，但其實並非如此。實際上腦部是全身上下最需要血液的器官，因此身體會進行調節，盡可能確保隨時都會有足夠的血流輸送到腦部。就算是大量出血的情況，身體也會減少往消化道、肌肉或皮膚的血流而改往腦部集中，所以根本不可能爲了消化而犧牲腦部的血流量。

那麼，爲什麼吃飽飯後會想睡覺呢？原因之一可能是掌管晝夜節律的視交叉上核其輸出活動在一天內會有晝夜變化，所以在過了中午之後，因爲往清醒方向的輸出活動一時下降所致。

但光是這點並不能說明飯後爲何會有睡意出現。我們知道體內的血糖值在吃飽之後多少會有上升的情形，空腹時則會下降，這個變化會反映在腦脊髓液中的葡萄糖濃度，並因此造成食慾素神經元之放電頻率出現大幅度的變化。當血糖值降低時會讓食慾素神經元的放電頻率增加，血糖值上升時則食慾素神經元的活動會下降，或許這才是飯後出現睡意的原因。

我們利用了透過基因操作破壞食慾素神經元的小鼠進行實驗，試圖調查其營養狀態與清醒程度之間的關聯。發現如果讓正常小鼠絕食的話，不久之後牠們的活動量就會增加，即使是在平常應該睡覺的白天，也會犧牲睡眠四處活動，而這都是爲了尋找食物，但這種變化在食慾素神經元被破壞的小鼠身上就不會出現。由此可見，在空腹時支持小鼠做出精神奕奕地四處尋找食物之行爲的，是食慾素的作用。

空腹時血糖值降低，讓身體變瘦的瘦素分泌量也會愈來愈低，這樣一來，食慾素神經元的活動會變得亢進，然後刺激單胺類神經元，讓清醒程度上升，注意力提高，並造成交感神經興奮，也就是讓全身上下都處於「備戰狀態」。因爲對野生動物來說，覓食過程其實就等於戰鬥。

在飢渴的時候，讓身心機能轉變成適合去進行完成目標的行爲——或許食慾素也可以被稱作「承擔渴求精神之物質」。

COLUMN 10

大腦邊緣系統②杏仁核

大部分的人在看到幼貓的時候會覺得好可愛、看到花朵的時候會覺得很漂亮、看到美景的時候會覺得很感動，這是為什麼呢？

每天無意中感受到的不論是什麼感覺，裡面都會有喜歡的感覺與討厭的感覺。討厭的臭味與喜歡的香味、美麗的風景與骯髒的景象、聽了讓人愉快的樂器音色與指甲刮過黑板的刺耳聲音、舒適的觸感與不舒服的觸感……我們的五官會大致分出自己喜歡和討厭（產生厭惡感）的感覺，而判斷好惡的，就是我們的大腦邊緣系統，其中名為杏仁核的區域所負責的任務特別重要。

腦部接收到的感覺除了會在大腦皮質進行處理外，也會同時傳到杏仁核，並由該處判斷這些感覺是自己「喜歡的」還是「討厭的」。這也可以說是把單純的知覺賦予了生物特有的意義。

此外，情緒出現時會伴隨交感神經系統興奮及清醒程度上升，這是因為杏仁核會輸出訊息到下視丘或腦幹，結果造成自律神經系統或內分泌系統的作用產生變化所致。

杏仁核也與情緒記憶有關聯。所謂情緒記憶，是指將來自感覺系統的訊息與特定情緒連結起來的記憶。有時也會有因此而喜歡上原本無所謂好惡的事物、喜歡上原本討厭的事物、或討厭起原本喜歡的事物等情形。大家應該都知道「巴伐洛夫之犬」吧？一九〇二年生理學家巴伐洛夫在進行唾液腺的研究中發現，以外科手術方式將唾液引流到口腔外的犬隻，在聽到飼養人員的腳步聲時，會有唾液分泌的現象。他從這個現象得到啟發，進行了每次餵食犬隻之前都會先搖鈴的試驗，在重複多次之後，結果發現犬隻光聽到鈴聲響起就會分泌唾液。這個時候，原本對犬隻毫無價值、也就是無所謂喜歡或討厭的腳步聲或鈴聲，變成是犬隻「喜歡」的聲音了。不論是味覺還是聽覺，都是會輸入到杏仁核的訊息，然後杏仁核再將自己喜歡的味道與沒有價值的聲音綜合在一起，讓原本沒有價值的聲音變成喜歡的聲音。

相反的情況也會發生。有些從戰地回來的士兵，光聽到直升機的聲音就會出現心跳加速、臉色蒼白、恐懼到站不穩的情形。雖然直升機本身並不是士兵害怕的對象，但因為自己曾在感受到恐懼時聽到直升機的聲音，所以變得對該種聲音也產生恐懼感。

日常生活中這種機制也隨時都在運作，這原本是一種為了提高生物在自然界生存機率的機制，不過在有了這種「心境」變化後，日常生活可能會變得更加多采多姿，也可能變得在心裡造成陰影。

COLUMN 11

大腦邊緣系統③海馬體

海馬體是位於顳葉內側的構造，「海馬體」（＝hippocampus）這個名詞來自於「海馬」這種動物，但原本是希臘神話中出現的幻想動物，前半部為馬的外型且前腳有蹼，後半部則為魚尾，海神波塞頓之子崔萊頓搭乘的馬車就是由四頭海馬負責拉車的。

而大腦邊緣系統中的海馬體的外型的確很像海馬，此部位與「記憶」有密切的關係。成人大腦中的海馬體積大約為小指頭大小，之所以知道海馬體與記憶有關，是因為曾發生過以下所說的事件。

在距今六十多年前，有一位出身於英國曼徹斯特的H．M先生自幼就一直為難以治療的癲癇發作所苦。當他來到了美國賓夕法尼亞州的哈特福醫院就診後，他的主治醫師史考維爾（William Scoville）為了治療，將癲癇發作的核心顳葉內側區之雙側海馬體以手術切除。之後H．M先生的癲癇發作得到了明顯的改善，能以藥物成功地控制住。然而，他卻付出了非常嚴重的代價，那就是「無法記住事物」。

舉例來說，他想不起來五分鐘前才發生的事，五分鐘前他遇到了什麼人、做了什麼事、吃了什麼東西，他都完全想不起來。

後來，史考維爾醫師與心理學家米爾納（Brenda Milner）在一九五七年發表了H．M先生的病例報告。他在手術後歷經了長達五十多年的病例追蹤，在解開海馬體的功能上扮演了非常重要的角色。

手術後的H・M先生連醫師的名字與自己入院的經過都完全想不起來，並且連手術前那幾年的記憶也發生問題。但更之前的記憶則很完整，也能想出美國歷代總統的名字，流利地背出自己住家的地址與電話號碼。智力測驗的成績也比平均分數還要高，但在測驗完十分鐘之後，就會完全忘記自己剛剛做過智力測驗。

有些聽過海馬體這個名詞的人，會誤以為海馬體就相當於硬碟一樣，可以把所有記憶都保存在裡面，不過在看過H・M先生的案例後就會知道，其實記憶包括了很多方面，正確的觀念應該是海馬體只是構成了記憶裝置的其中一部分。

舉例來說，記憶分成短期記憶及長期記憶。一個人即使是在現場當下思考某件事的時候也需要用到記憶，就像電腦中需要有RAM（隨機存取記憶體）才能運作的道理一樣，當我們聽到「今天天氣很晴朗」這句話之所以能聽懂，就是因為「今天」這個詞已經存在我們的記憶裡，然後再與以前聽到「晴朗」的時候連結在一起思考。這種記憶就是所謂的短期記憶，儘管短期記憶在定義上單純指只能記住極短時間的記憶，但這項功能在思考上非常重要。這種記憶與「工作記憶（working memory）」的功能幾乎相同，而負責工作記憶的功能區並非海馬體，而是位在額葉，所以H・M先生的智力測驗或填字遊戲的成績才能跟一般人一樣。雖然有所謂

「除了這個瞬間以外其他全都是記憶」這樣一句話，但其實連「這個瞬間」也是一種記憶。

另一方面，長期記憶也就是原本意義上的記憶，則被認為是分散貯存在大腦皮質的多個區域內，然後再由額葉將其提取出來使用。

那麼，海馬體到底負責什麼工作呢？

海馬體可以將各式各樣的經驗或感覺轉換成能夠以長期記憶貯存的形式，然後再花上數年的時間將記憶逐漸移往大腦皮質。

第6章

人類能調節睡眠到什麼程度

第一線失眠症治療藥物與「可以讓人不用睡覺的藥物」之可能性

所謂睡眠，
就是一旦閉上眼睛，
不論善惡，
能使人忘掉一切。
（荷馬）

影響睡眠與清醒的物質

前面說過，我們沒有對抗睡眠不足的手段，但是，難道就眞的沒有什麼人工手段可以讓我們不用睡覺嗎？或者，對於爲失眠所苦的人，難道就沒有可以治療的辦法嗎？

從第3章到第5章的內容中，我們知道了控制睡眠與清醒的腦部機制，並且了解到其中牽涉了多種不同的神經傳導物質。所以能對這個機制或這些神經傳導物質造成影響的物質，也就能對睡眠與清醒造成重大的影響。而對於單胺類神經系統或膽鹼性神經系統，有非常多物質能造成影響。

拿我們身邊的東西來說，應該有很多人在吃了感冒藥之後會變得很想睡。感冒藥的注意事項裡也經常會註明「服用完感冒藥後請避免開車等行爲」，可見這是非常常見的現象。而之所以會變得想睡，是因爲感冒藥中所含的抗組織胺藥物，會對構成單胺類神經系統的分子「組織胺」的作用造成妨礙。

此外，近年來經常用作抗憂鬱劑的ＳＳＲＩ藥物（選擇性血清素回收抑制劑），則是有提高血清素（也是單胺類的一種）功能的作用，也因此服用該藥有時會有影響睡眠的副作用出現。

雖然這些都不屬於服用藥物的本來目的而只是副作用，但反過來思考，這也表示利用藥物等物質來積極控制睡眠的方法並不是不可行的。

那麼，接下來就來看看有哪些物質會對睡眠造成影響。

興奮劑可怕的原因

在進行人類的睡眠研究時，有一個很大的利處就是睡眠的相關機制在演化上是從遠古時代就開始的，所以存在於哺乳類動物體內的睡眠／清醒控制機制，其核心部分可以說被很完整地保存了下來。第7章也會介紹到雖然睡眠習慣在不同動物物種間有時會有很大的差異，但基本上切換睡眠／清醒開關的機制其實都是共通的。也因此自古以來透過大量的動物實驗，讓我們也了解到許多與人類的睡眠／清醒控制機制共通的部分。

尤其是近年來有許多研究使用到進行了基因操作的小鼠，已經能把小鼠身上得到的成果充分應用在人類上。但若是涉及到感情或高級腦部功能的研究，就不會進行這種方式。這是因爲物種間的差異極大，在其他種動物身上所得到的研究成果未必能直接應用在人類身上，而且在其解釋上也必須要進行愼重的科學論證。

在使用實驗動物的睡眠研究中，以腦波及肌電圖進行檢測是極爲常見的方法，這兩項儀器能確實掌握到動物的睡眠／清醒狀態。再配合動物動作或行爲的監視系統，可以說是完美的組合。然後再以電流刺激腦部的局部區域來操控動物的睡眠狀態，或是給予各種不同的藥物觀察其對睡眠的影響。而後面也會提到，最近也經常會使用以光線來操控神經元的技術。

首先是能夠誘導非快速動眼期睡眠的物質，如同第3章所提過的，將長時間沒有睡覺的犬隻腦脊髓液注射到其他犬隻體內後就能誘發出睡意，由此得知睡眠物質是確實存在的。例如前列腺素D_2或腺苷，就是注射到動物腦內後能誘發睡眠的物質，而關於其機制也都已在第3章介紹過了。

再來是參與快速動眼期睡眠的物質，朱維特（Michel Jouvet）等人在一九六〇年代曾將阿脫品（Atropine）這種能阻礙乙醯膽鹼作用的藥物注射到貓咪體內，發現其快速動眼期睡眠會被抑制，由此得知乙醯膽鹼與快速動眼期睡眠有密切的關係。更進一步地，若將乙醯膽鹼局部注射到腦幹的橋腦部位，發現會誘導出非常長時間的快速動眼期睡眠。

那麼，能夠引發清醒的又是哪些物質呢？如同字面上的意義，「興奮劑」具有讓人興奮及刺激清醒的作用，其作用機制主要為影響單胺類神經系統。正常情況下，神經末梢分泌的單胺類物質，會藉由單胺類轉運體（monoamine transporter）再度吸收回神經末梢內，因此不會蓄積在突觸間隙，濃度會下降。但若是阻礙了單胺類轉運體，單胺類物質就會蓄積在突觸間隙，強烈地進行作用。而具有這種阻礙功能的物質，就是古柯鹼或安非他命等興奮劑。

單胺類物質之一的多巴胺，是一種與「報酬」有關的物質。當多巴胺因為興奮劑的作用而增加時，動物會變得去強迫性地重複進行能夠增加報酬（多巴胺）的行為，也就是說，會變得不斷重複進行施打興奮劑這個行為本身，而這就是興奮劑中毒。而且這麼做會讓腦內的系統異常，動物會變得無法對興奮劑以外的事物感到喜悅。總而言之，古柯鹼或安非他命等興奮劑，是一種會直接影響到腦內報酬系統的恐怖物質。

另一方面，興奮劑對單胺類轉運體造成的阻礙，會使得突觸部位的正腎上腺素或血清素的濃度也一併增高，由於這些都屬於清醒物質，所以當然也就會促進清醒程度。

此外，食慾素也是與清醒有關的物質。若對動物的腦內注射食慾素，會強力地誘發清醒（食慾素若從末梢注射進體內並不會送到腦內，所以必須直接腦內注射）。小鼠原本連續清醒的時間頂多爲兩個小時左右，但若是將食慾素注射到腦內後，就能夠維持四個小時的清醒。這是因爲食慾素能強力支援單胺類神經元的作用，製造出清醒狀態。

就像這樣，其實有少數幾種物質是能夠操縱睡眠與清醒的，那麼這是否代表治療睡眠障礙也並不會那麼困難呢？然而很遺憾地，在目前這個階段並沒有那麼簡單。

失眠症患者的福音!?　新時代的安眠藥

第1章曾說過，「沒有比睡眠更療癒的事物」。病倒的時候，睡覺是讓身體機能得到恢復的最佳辦法。爲了得到睡眠，我們的身體也會運用策略，例如身體因爲感染症而發炎時，負責免疫功能的細胞會分泌一種名爲細胞激素（cytokine）的物質，這個物質會作用在下視丘，具有誘發非快速動眼期睡眠的功能。

在「心靈」生病的時候，睡眠也是最好的藥物。睡眠期間，尤其是快速動眼期睡眠時，單胺類神經系統會進入關機的狀態，這一點在第3章也曾提過。目前已知單胺類神經系統的神經傳導物質如果長期作用的話，受體的感受性會下降。而有一種說法認爲，爲了避免這種情形，腦部在睡眠期間會經常讓單胺類神經元停止活動。

此外，血清素等單胺類物質與「心情」有很大的關係，所以在治療憂鬱症或焦慮症時，會使用前面說過的ＳＳＲＩ（選擇性血清素回收抑制劑，能增加突觸間隙血清素濃度的藥物）作爲治療藥物。也就是說，當單胺類神經系統作用減弱時，有可能會引起憂鬱或焦慮症狀。若是這樣的話，藉由在睡眠期間讓單胺類神經元的活動暫時停止，可能有提升單胺類物質受體之感受性的功能。有時候我們睡了一覺過後，會覺得不安的心情一掃而空，說不定就是因爲這個功能。睡眠就猶如電腦怪怪的時候我們會把它「重新啓動」一樣，能夠再度恢復腦部的正常機能。

所以對患有失眠症的人來說，「睡不著」眞的是一個很嚴重的問題。而且一旦覺得自己「一定要睡著才行」的時候，又會給自己壓力，變得更睡不著。這種情況有時候會需要使用藥物治療，而用來治療失眠症的，就是安眠藥（睡眠導入劑）。

在此之前用作睡眠導入的藥物，在以前爲巴比妥類藥物（Barbiturate），是一種類似麻醉劑的藥物，最近則是苯二氮平類藥物（Benzodiazepines）。苯二氮平類藥物作用在ＧＡＢＡ的受體之一「ＧＡＢＡ-Ａ受體」，可加強ＧＡＢＡ的作用。由於這種受體廣泛地分布在腦內，所以一旦給與苯二氮平類藥物後，能夠抑制住整體腦部的活動，其結果就是誘發睡眠。而「非苯二氮平類藥物」則是另一種常用的藥物，雖然它選擇性地作用在GABA－A受體的亞型，但其作用機轉其實可說與苯二氮平類藥物大致相同。

然而，大範圍地提高腦內GABA－A受體的機能，與生理性睡眠的機制其實有很大的差異。我們已經知道當單胺類神經系統作用減弱的時候，會引發正常的睡眠，而這種安眠藥則不只是抑制單胺類神經系統，還會對上級的大腦皮質造成巨大的影響，所以引發出的睡眠與正常睡眠在性質上是極爲不同的。

被苯二氮平類藥物所誘發的睡眠，光是在腦波上就與正常睡眠有很大的差異。此外，一旦使用了這類藥物，還會出現影響認知功能或運動功能的問題，這是因爲小腦是控制運動系統的重要區域，並且是以GABA作爲重要的神經傳導物質在進行作用，所以這些作用在GABA系統的藥物，對運動功能也會造成強烈的影響。另外還有別的問題，就是這種藥物會與酒精交互作用。因爲酒精也會對GABA系統之神經元造成強烈影響，所以一旦將這類藥物與酒精共同服用，會對腦部的認知功能、記憶及運動功能造成更強烈的影響。看看喝醉的人無法思考、失去記憶或走路跌跌撞撞的樣子就可以知道了。許多患有失眠症的人有喝酒

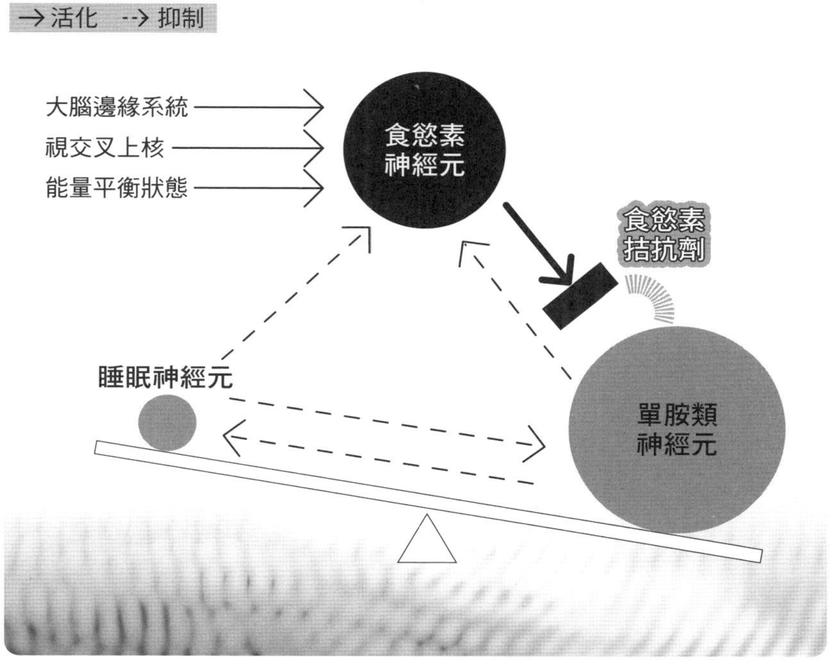

圖6-1　食慾素受體拮抗劑之作用機轉。阻斷食慾素對單胺類神經系統的活化作用。

來幫助入睡的習慣，這也會成爲嚴重的問題。

不過在發現食慾素之後，開發出作用機轉完全不同的劃時代安眠藥就變得可行了。如同第5章所說的，食慾素是維持清醒的物質，藉由作用在單胺類神經元來發揮其作用。這樣一來只要能利用藥物阻斷食慾素的作用，應該就能引發生理性的睡眠（圖6-1）。

而實際上目前也已開發出這種藥物（食慾素受體拮抗劑），並自二〇一四年起就已實際應用在臨床上。且目前也已確定這種藥物所引發的睡眠，與生理性睡眠極爲相近。

雖然食慾素有維持清醒的作用，但這種機能過於亢進時，則會引起失眠症。在進入睡眠之前，產生食慾素的神經元其作用原本應該會減弱才對，但若是因爲壓力或不安讓這些神經元興奮起來，食慾素就會變得分泌過量，而這可能就是失眠症的原因。所以若是以阻斷這些過量食慾素的作用可以成功誘導睡眠的觀點來看，食慾素受體拮抗劑的效果應該是很值得期待的。

如前所說的，食慾素受體拮抗劑目前已經實際應用在失眠症的治療藥物上，而前面也提過至今的失眠症治療藥物幾乎都是能夠增強GABA作用的苯二氮平類藥物，不過在對清醒有特異性作用的食慾素受體拮抗劑登場之後，失眠症的藥物治療，已開始進入全新的變革時代。

有可能出現「不用睡覺的藥物」嗎？

現在開始所說的，是一個與前述內容完全相反的話題，即如何人爲地控制清醒狀態。美國國防部國防高等研究計畫署所資助的研究團隊曾提出一項報告，若以食慾素A進行鼻內噴霧，可在睡眠不足的猴子身上造成清醒的效果。由於食慾素A沒有明顯的副作用，或許可以期待它成爲全新的提神藥物，發揮趕走睡意的效果。這對經常爲睡意所煩惱的現代人來說，簡直就是夢幻般的事。

報告中介紹了他們的研究成果，也就是當他們在睡眠不足的猴子身上使用含有食慾素A的鼻內噴劑後，發現其認知能力測驗的成績與睡眠充足的猴子相同。他們將三十到三十六個小時沒睡覺的猴子分成兩組，一組以食慾素A進行鼻腔內噴霧，另一組則是以生理食鹽水進行鼻腔內噴霧，之後對猴子們進行認知能力測驗，發現使用食慾素A鼻內噴霧的猴子其成績幾乎與睡眠充足的猴子相同，而相對地使用生理食鹽水鼻內噴霧的對照組猴子，其成績則是遠遠不如。同時他們還使用了PET（正子放射斷層攝影）加以確認這些實驗組猴子的腦部，實際上正處於「清醒狀態」。此外，報告還指出食慾素A只對有睡意的猴子有效，對於清醒的猴子則沒有影響。

在過去數十年間，各式各樣的中樞神經興奮劑都曾被當作過「提神藥物」，但這些藥物大部分都有成癮性的問題，而且也有許多副作用。由於有許多人認爲「如果可以不用睡覺的話就太好了！」，所以當這條新聞一出來時，不少網路上的新聞還被冠上了「能代替睡眠的藥物」之類誇張的標題。

然而，就如同之前再三強調過的，睡眠是維持身心健康與生理機能不可或缺的一環，所以對於長時間不睡覺可能對身體造成的影響，還是應該要慎重考量。

除了這個研究是如此外，其實NASA跟美國國防部一直都有投注大量資金在進行「生理時鐘」或「睡眠醫學」的相關研究。這是因爲一旦發生戰爭，軍隊就必須將無懼時差或睡眠不足的軍人大量送上戰場。睡眠不足會讓軍人犯下致命失誤的風險大增，實際上，在波灣戰爭中，就有好幾起造成美軍大量傷亡的失誤被推定是由於睡眠不足所造成的。在誤將導彈向友軍運輸機發射的案例中，將誤射導彈的軍人其失誤之前的從事作戰時間與睡眠時間送給專家分析後，專家的結論表示這種失誤是遲早都會發生的。由於這種軍事上的需求，美國不斷地在研究是否有可能僅用少量的睡眠時間就能恢復原有的認知功能。

但其實針對這項研究，還是有許多疑問。其中最大的，就是噴霧到鼻腔內的食慾素A是如何帶來清醒效果的？

若要讓食慾素A造成清醒效果，它就必須移動至腦內。像食慾素這類的胜肽（胺基酸就是由胜肽組合而成的），如果是經口投予的話會在消化道內被分解，所以研究人員才構思決定改成鼻腔內投藥，但即使這樣能讓食慾素到達血液裡，爲了進到腦內也必須通過血腦障壁。這是一種爲了不讓食慾素這一類的大分子穿過進入腦內的機制。在「尿崩症」這個疾病中，給予血管加壓素（vasopressin，也稱抗利尿激素）這樣的胜肽後可以得到顯著的治療效果，但這是因爲血管加壓素作用的部位是血管或腎臟等末梢的臟器。而必須作用在腦內的食慾素，爲什麼透過鼻內噴霧可以產生效果則是一個疑問。雖然也有可能是因爲食慾素的受體不可思議地也存在於末梢組織，然後食慾素作用在這些受體上，但其中的作用機轉卻完全沒有人知道。因爲這個原因，許多研究者對於這項研究仍抱持著懷疑。

更重要的，筆者可以斷言這絕對不代表可以「不用睡覺」。睡眠是經過長期演化歷史也無法省去、極爲重要的生理機能。就算食慾素這樣的物質能夠強迫維持動物的清醒狀態，不久之後也會對腦部功能造成傷害。此外，筆者與同事們在進行研究的時候，也發現即使是能夠持續表現食慾素的小鼠，不久之後還是會睡著。而被食慾素持續刺激的神經元，也會在不久之後因爲突觸的變化而恢復原本的狀態。所以就算持續給予食慾素不斷地刺激單胺類神經元等區域，不久之後這些神經元應該還是會恢復成原本的狀態，最後陷入睡眠狀態吧！

在小鼠身上展現治療效果的食慾素促進劑

不過，如果可以短期地使用食慾素或是類似食慾素的物質來控制清醒的話，不可否認地，還是會有很多的好處。

與生物體內之生物活性物質有同等作用的藥物，稱為促進劑（agonist）。像之前所說的食慾素本身，由於是一種胜肽，口服後也會在消化道被分解。就算是以注射方式投藥，也因為有血腦障壁而無法抵達到腦內。所以如果可以開發出一種化合物，不會在消化道被分解，且容易被血液吸收還可以通過血腦障壁，然後再與食慾素受體結合並使之活化的話，那麼以藥物來增強食慾素的作用就變得可行了。和作為失眠症治療藥物的食慾素受體拮抗劑相比，雖然在開發上比較困難，但以現在的製藥技術，也並非不可能的事。實際上近年來，筑波大學團隊就正在開發與清醒有關的食慾素2受體促進劑（與受體結合並使之活化的藥物），並且在投藥給猝睡症小鼠後也顯示出能得到治療效果。

當然，要通過嚴格的臨床試驗並實際應用在治療上，可能還需要花上數十年的時間，但這種食慾素促進劑如果真的能開發出來，猝睡症就有可能得到根治。不只如此，針對種種伴隨有白天困倦或疲勞症狀的睡眠障礙（失眠症、時差適應不良、隨著輪班出現的困倦、伴隨著困倦的憂鬱狀態等），也很可能有改善的效果。因爲困倦而無法充分發揮認知能力的時候，說不定只要用了一顆食慾素促進劑就能解除睡意。此外，由於食慾素有增強瘦素（leptin）這種抗肥胖荷爾蒙作用的效果，也許未來對於肥胖或代謝症候群的預防、治療也能有所幫助。當然，對於副作用或成癮性等問題，還有許多地方需要充分進行探討……。

控制光線來調節睡眠

如同前面說過的，睡眠與清醒在神經的作用機制與物質影響下，會發生模式的切換。所以若能在此施行人爲操作的話，就可以人工控制動物的睡眠與清醒。而這一點在距今五十多年前，莫魯齊（Moruzzi）、馬古恩（Magoun）及朱維特（Jouvet）就已經透過貓咪身上進行的實驗證明了。

過去的實驗是把電極植入貓咪腦幹中的局部區域並以電流刺激，而現在則已有技術能以光線單獨刺激特定的神經元。研究人員利用一種在衣藻（Chlamydomonas）這類單細胞綠藻

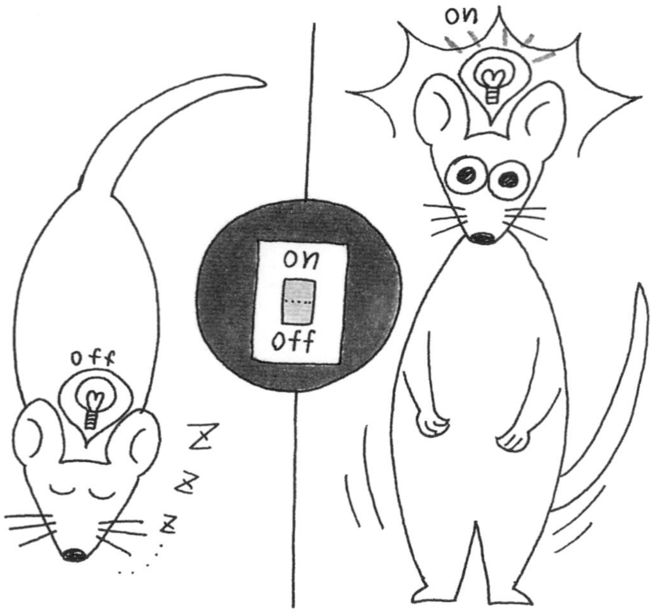

圖6-2 利用光線控制小鼠的睡眠。

體內所發現的光敏感通道蛋白－2（Channelrhodopsin-2）分子，這種分子具有能對光線產生反應而引發電氣活動的特性，將這些蛋白分子表現在特定的神經元上，就能利用光線來引發電氣活動，讓這種神經元興奮起來。

利用這種光線操作技術，可以找出腦內不同種類的神經元是否與清醒及睡眠的控制有關。在我們最近進行的實驗中，當我們以雷射光刺激存在於腦部終紋床核（bed nucleus of the stria terminalis）的GABA神經元使其特異性地興奮後，發現原本正處於非快速動眼期睡眠狀態的小鼠，會宛如按下遙控器的開關一般突然清醒過來（圖6−2）。除此之外，我們也陸續發現了大腦基底部或腦幹不同部位的神經元群在以光線操作進行刺激後，可以誘導小鼠進入睡眠或清醒狀態。

儘管這些研究還難以實際應用在人類身上，但這些實驗的成果顯示出在腦內掌管睡眠與清醒的神經路徑上有好幾個重要部位，而透過控制這些部位能造成引發清醒或睡眠的效果。或許將來能以藥物等物質自由控制清醒與睡眠的時代眞的會來臨也說不定。

日常生活中也能做到的「助眠」方法

不過事實上，即使不靠任何藥物，仍有少數事物能對睡眠造成極大的影響。想要睡一個好覺，營造一個適合入睡的舒適環境當然很重要，不過相關的話題已經有很多書籍介紹了，所以在這裡想告訴大家一些比較不爲人知的重點，其中也包括了作用機制。

首先是飲食。之前說過食慾素神經元會受到血糖值的影響，如果肚子太餓的話，食慾素神經元的活動會增加，讓人變得更難入睡。儘管如此，如果養成睡前吃東西的習慣，又會因為「飲食生理時鐘」（下一章會詳細說明）發動而讓那段時間的清醒程度更為上升，反而更睡不著覺。所以訣竅就是，在就寢前四～五小時左右攝取適量的食物，才能睡一場好覺。

近年來市面上開始在販賣含有GABA的食品，號稱有放鬆身心等效果。GABA這種胺基酸是腦內與睡眠息息相關的物質，這一點在本書也有提過。因此有些人認為攝取GABA說不定可以有助於睡眠。但是就算經口攝取了GABA，它也無法通過血腦障壁，所以幾乎不會進到腦內。腦部除了必要物質外，並不會隨意讓其他物質進入。

另一方面，市面上還有販賣一種含有甘胺酸（glycine）的健康食品，而實際上也的確有資料指出攝取甘胺酸能夠提升睡眠品質。甘胺酸有部分能夠進到腦內，所以可能眞的能產生實際作用。甘胺酸的作用除了可以透過抑制脊髓的運動神經讓肌肉的緊張程度下降外，還會作用在下視丘達到降低體溫的功能，可能是因為這些作用所以能夠誘導睡眠。

實際上體溫，尤其是包含腦部在內的深層體溫，原本就與睡眠有密切的關係。當我們入睡時，深層體溫會進入稍微降低的狀態。人類在入睡前雖然會有手腳體溫暫時上升的情形，但這會讓手或腳的血管擴張，使體溫向外散熱而造成深層體溫下降，這樣腦部的溫度稍微下降後，就會開始進入睡眠。體溫調節的中樞位在下視丘，其中前視區也扮演重要的角色，說到「前視區」，在本書都是做爲「睡眠中樞」的角色登場，但其實這個部位對體溫調節也有很重要的作用。

相反地，當我們處於體溫略爲升高的狀態時，就會變得難以入睡。也就是說，睡前或許應該要避免泡澡這種熱呼呼的行爲比較好，但是如果手腳過於冰冷，又會讓血管收縮，深層體溫難以散熱。所以重點就是不要讓體溫上升過多，但也要保持溫暖地入睡。

除此之外，巧妙地控制生理時鐘也可以給睡眠帶來良性的影響。生理時鐘所在的視交叉上核，每天早上接收到光線後就會重新設定，所以每天早上最好打開窗簾讓室內盡可能地明亮，就能夠積極地重新設定生理時鐘。相反地，夜晚就寢時如果環境過於明亮，則會不利於睡眠。

如果想要驅散睡意的話，則可以反向思考體溫的調節機制，讓手腳冷卻下來。而含有咖啡因的茶或咖啡雖然有提神的效果，但若想儘快趕走睡意的話，選擇溫熱的來喝會更有效果。因爲冰咖啡等飲料會讓消化道黏膜的血管因寒冷而收縮，結果導致對咖啡因的吸收變慢。

第7章

睡眠相關之常見問答與今後的研究課題

從「夢」的作用、「食物鐘」到睡眠物質的未解之謎等各種問題

活著是一種病。
當睡眠達到16個小時，
病痛即可得到緩解。
（尚福爾）

在此之前，我們說明了腦內控制睡眠與清醒的機制。而在這一章，則會介紹之前尚未提到的話題，同時順帶整理與複習相關知識，以及針對我們在日常生活中歷經睡眠與清醒時，對這個領域可能產生的疑問來加以解說。

Q 應該要睡幾個小時比較好？

A 儘管每個人每天的睡眠時間有不小的個體差異，但一般而言，約有七成的人睡眠時間爲六小時三十分到八小時三十分，而睡眠時間在四小時以下或十小時以上的則每一百人中約有一人。在美國所進行的調查對象超過一百萬人之大規模調查中，睡七個小時的人壽命最長，也就是說，不管睡得比七個小時多還是少都有壽命較短的情形。

不過這項調查中有許多疑點。第一，人類的年歲愈高所需的睡眠時間就愈來愈少，所以調查對象中長壽的人數愈多睡眠時間當然就會愈短，而這項調查並未將這一點納入考量。第二，如果是患有某種慢性疾病的人，其死亡的風險當然會比較高，而這些人的睡眠時間應該也會比較長。所以這種調查只能說是顯示出睡眠時間與死亡的危險發生率有相關關係，而不能說是因果關係，這一點必須特別注意。另一方面，在認知能力的調查實驗中，將睡眠七小

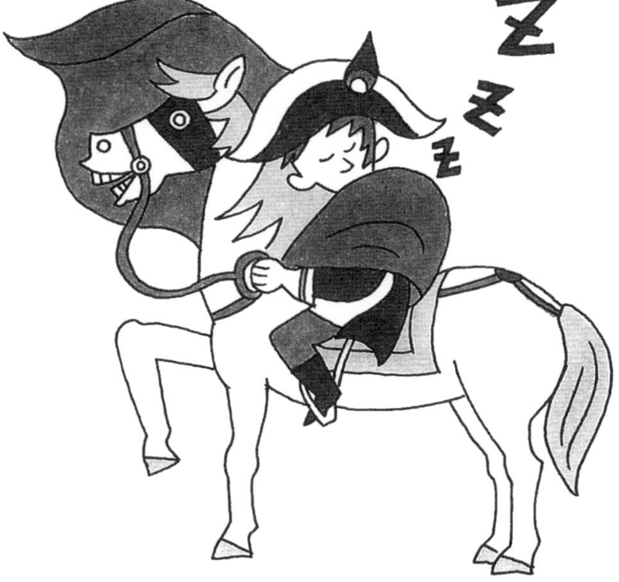

圖7-1　其實拿破崙也睡得不少吧？

時的人與睡眠九小時的人進行比較後，結果也顯示睡眠九小時的人其認知能力比較高。

若從偉人的睡眠時間來看，愛迪生或拿破崙是知名的短時間睡眠者，但其實也有說法指出他們經常有午睡或打瞌睡的情形，如果這個說法是正確的話，那麼他們一天也有睡六個小時左右。另一方面，據說愛因斯坦一天會睡十個小時以上。

不過，從這些錯綜複雜的資訊來驟然下結論並不適當。這裡雖然有提到一般情況下大多是睡七個小時左右，不過適當的答案應該是「只要你睡醒的第二天沒有感受到睡意，能夠清醒地度過這一天就可以了」，因爲每個人所需的睡眠時間大不相同。而每個人感受到的「睡意」則能充分做爲睡眠不足的指標，如果是健康的人，睡意可以說是在表現出腦部在質或量上的不足。

此外，睡眠的必要性可說是非常有彈性。如果一個人有非得現在完成不可的事情要做，那麼通常都會犧牲睡眠去把它做完吧！而且有時候還會在這種狀態下特別能發揮能力。也就是說睡眠是很隨機應變的。當然，這種勉強自己的行爲事後是需要補償的，清醒持續的時間愈長，腦內的睡眠負債就會愈多，因此下一次的睡眠通常都會比平常睡得還要更深更長，這就是所謂的睡眠恆定性。由於有這種機制，所以這一題的答案，就是只要能睡到讓自己不覺得困倦就可以了。如果想著「一定要睡多少小時才行……」，反而會讓人對睡覺這件事感到焦慮不安，說不定還可能對睡眠造成不良的影響，所以還是不要太執著比較好。

Q 為什麼會在鬧鐘響起之前就醒來？

—— A 大家是否曾有過那種不小心打瞌睡的時候，以爲自己睡了很久，結果其實才只過了幾分鐘而已，或者是相反地，本來只打算睡一下下，結果卻睡了很久的經驗呢？

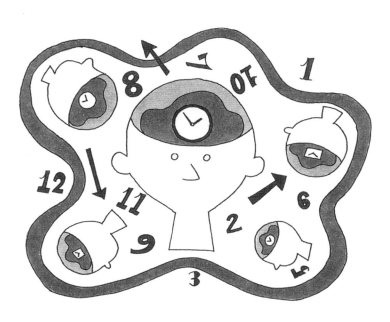

圖7-2 在我們的腦内也有鬧鐘。

睡眠有時候的確會讓人對時間的感覺麻痺，不過相反地，睡著期間腦部會確實地感受到「時間」也是事實。大家在第二天有特別的事而必須比平常還要更早起的時候，會做什麼事呢？大部分的人應該都會設定好鬧鐘再睡覺吧！但大家是否有過這種經驗？就是設好鬧鐘的隔天，會意外地在鬧鐘響起之前就醒來，然後一看時鐘就發現正好快要到鬧鐘設定的時間。

德國呂北克大學的博倫等人最近進行的一項研究可以說明這個現象。他們發現當一個人事先被指定起床時間然後再睡覺的話，從那個時間之前的一個小時開始，血液中的促腎上腺皮質素（或簡稱促皮質素，corticotropin）這種荷爾蒙的濃度會增加，讓人準備起床。這顯示當一個人意識到起床時間後再入睡的話，可以控制身體去配合起床時間，但如果沒有指示起床時間而只是突然因爲驚嚇而醒來的話，就不會有這種現象。意思是當我們腦中有了明天必須比平常還要早起的念頭時，這個念頭就算是在睡眠中也會去支配腦部並控制身心的反應。

Q 為什麼喝了咖啡會睡不著？

A 在咖啡或茶等飲料內含有一種名爲咖啡因的物質，眾所皆知咖啡因具有清醒的作用，其中的機制則是與第3章說過的腺苷有密切的關係。一般認爲當我們清醒時間持續得愈長，腺苷就會逐漸在腦脊髓液中蓄積，然後引發睡意。這是因爲腺苷會作用在前視區，尤其是腹外側前視區（VLPO）睡眠神經元內的腺苷受體（A_{2A}受體），讓這些神經元興奮所致。

而咖啡因所發揮的作用就是做爲這種腺苷的拮抗劑。

如同第3章說過的，有不少人認爲腺苷本身就是一種睡眠物質，是睡眠負債的本尊，但只有這個物質並不能完全說明引發睡眠的現象。特別是在透過基因操作而培育出的A_{2A}受體缺損小鼠身上，並沒有發現其睡眠狀態有明顯異常，可見除了腺苷外，還有其他能夠引發睡眠的系統在運作。

不過，根據大阪生化科學研究所裏出良博博士研究團隊的研究顯示，在A_{2A}受體缺損小鼠身上，咖啡因會變得無法發揮其清醒的作用。由此可知咖啡因能夠促進清醒的原因，應該就是阻擋了腺苷對睡眠神經元的作用。這還同時顯示出，由腺苷所主導的睡眠誘導系統實際上是存在並且在進行作用的，原因就是能夠阻擋腺苷作用的咖啡因的確具有清醒作用。

Q 為什麼會有時差問題？

A 地球上所有的生物體內，都擁有爲了配合地球自轉週期，也就是二十四小時的生理時鐘。透過這個生理時鐘，不只是睡眠/清醒系統，包括荷爾蒙分泌、血壓及體溫調節等生理活動也都受到控制。這是因爲生物爲了能夠儘量適應時刻變化的外界環境，所以會想要將基因表現及生理活動每時每刻都調整在最適合的狀態。而目前也已發現除了生殖細胞外，體內所有的細胞都擁有生理時鐘。

而負責調節與同步所有生理時鐘的中央時鐘（master clock），則是位於下視丘的視交叉

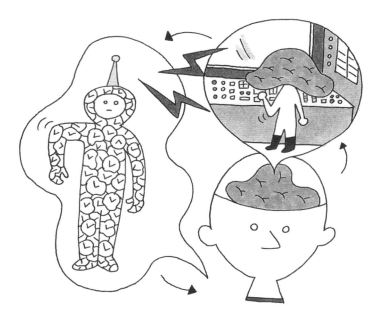

圖7-3 全身的時鐘都要依照視交叉上核生理時鐘的時間。

上核。這個時鐘每天會因爲光照而進行一次重新設定，並送出訊號給全身細胞內的生理時鐘使其同步。然而，當我們到國外旅行時，由於時差的關係，我們體內的生理時鐘會與現實的時鐘產生差異，所以體內環境會變得無法因應各個時刻進行適當的作用，導致身體出現不舒服的感覺，而這就是爲什麼我們會有時差問題。

不過，如果視交叉上核的時鐘會因爲光照而重新設定的話，在海外生活的期間內，時差問題應該就會逐漸改善才對，但實際上，大部分的人時差問題都沒有辦法這麼順利就獲得改善。這是因爲這個重新設定的調整幅度每天頂多只有一點五個小時，所以假設我們前往時差爲十二個小時的地區，那麼至少也要待上八天，否則生理時鐘是無法與現實時間同步的。

但其實能夠重新設定生理時鐘的方法並不是只有光照而已，在後面也會提到，透過飲食也能夠進行重新設定。利用這個「飲食生理時鐘」，我們能夠順利地改善時差問題。這是因爲飲食所造成的影響並非針對視交叉上核的生理時鐘本身，而是其他的腦內時鐘，而且飲食生理時鐘擁有比生理時鐘還要優先控制體內反應的能力。所以假設我們從東京前往美國洛杉磯旅行，從洛杉磯用早餐的時間回溯十二到十六個小時我們都完全不要進食，然後一抵達洛杉磯後馬上去吃早餐，就可以啓動從踏入當地的時間開始就已被重新設定的「食物鐘」。話雖如此，難得搭一趟飛機卻還不能吃飛機餐應該是個大問題……。

Q 真的有食物鐘嗎？

A 快到中午的時候我們會變得想吃東西，而到了傍晚又會覺得想要吃點什麼，其實這種感覺並非只是因爲肚子隨著時間經過所以餓了，而是因爲每天會在固定時間用餐的人，只要一接近那個時間就會有類似空腹的感覺。

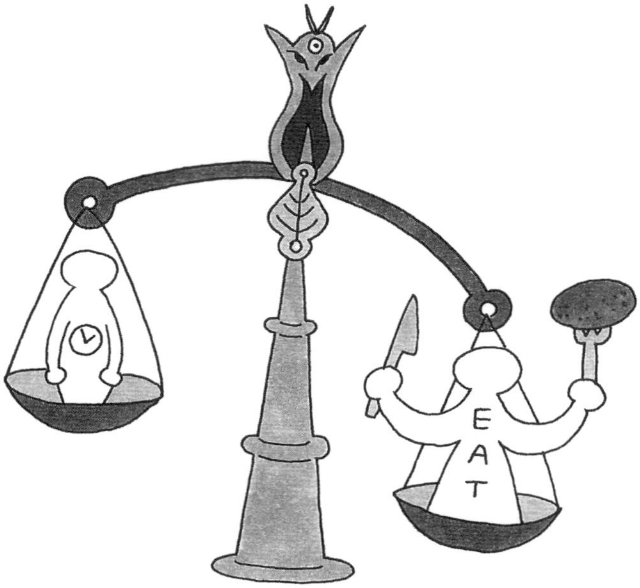

圖7-4 飲食的影響力比生理時鐘還要強！

這個現象不只會在人類身上出現，例如小鼠或大鼠，雖然牠們原本是夜行性動物，但若是只在白天的短暫時間內餵食，牠們就會變得在接近餵食時間的白天裡停止睡眠起來活動。而且牠們不是因爲有了食物才開始活動，而是推測到餵食的時間而開始活動，這就是所謂的食物預期性行爲。這個飲食生理時鐘以二十四小時爲週期，會配合進食的時間讓身體的清醒狀態、活動量及體溫進入高峰，是一種在最有可能獲取到食物的時間點提高身體機能與提高活動量的功能。

晝夜節律的節律性，是由於視交叉

上核的基因表現會以二十四小時爲週期進行變化所造成的，而這種飲食生理時鐘，也就是所謂的「食物鐘」，則是即使動物失去了視交叉上核也依舊會存在於體內。也就是說，除了視交叉上核外，腦中還存在著另一個能造成節律性的機制，且進食的時間點所擁有的影響力比生理時鐘還要更大。美國哈佛大學的賽佛等人認爲下視丘的背內側核與這個節律性的產生有關，不過也有很多人反對這個說法，相關論點目前仍在激烈論戰中。

實際上，在食慾素缺損小鼠的身上就沒有出現這種飲食生理時鐘，從這一點看來，食慾素對於「食物鐘」所引發的清醒狀態之維持也是必須的。

不過，與其說食慾素與製造節律性的機制有關，更可能的應該是食慾素參與了讓行爲表現出節律性的必經過程。也就是說爲了把節律性以行爲表現出來，食慾素的清醒作用是必要的一環。無論如何，進食的時間點對於清醒與睡眠會造成極大的影響，如果我們總是很晚才吃消夜，每天到了那個時間清醒程度就會上升，最後說不定還會變成「不吃就睡不著」。

Q 夢也有作用嗎？

A——夢是一種很不可思議、甚至可以說是神祕的狀態，也因此自古以來就有許多人爲之著迷。也有人認爲夢是一種靈魂的訊息，或是一種來自於神明的啓示。雖然第1章已談論過有關夢的話題，但筆者認爲應該有不少人會對夢境很有興趣，所以也想試著納入不同的觀點來重新探討一下夢的作用。

快速動眼期睡眠時的夢境裡常會出現各式各樣的故事情節（淺層的非快速動眼期睡眠時也會作夢，但大部分不會有複雜的故事情節）。在心理學的世界裡，有些人認爲夢是潛在意識中某種願望的表現，所以透過分析夢境，可以了解那個人的潛在慾望或心理傾向。這種想法應該是受到特別著重人類慾望的佛洛伊德學派所影響而出現的。

佛洛伊德認爲「夢所表現的是作夢者受到壓抑的慾望」。這可能是因爲夢境在大部分情況下會有非常強烈的情緒性（情緒動搖），所以佛洛伊德才會這樣想吧。他認爲清醒時無法滿足的慾望會在夢中表現出來，所以透過作夢能解放這些慾望，保持精神狀態的平衡。

不過神經科學家並不這麼認爲，且大部分神經科學家對於夢境的故事情節或心理學上的解釋也沒有興趣，他們感興趣的，是爲什麼會引發作夢現象，以及其中的腦內運作機制。唯有了解這些事情，才能理解快速動眼期睡眠時的生理現象。

一九七七年美國哈佛大學的霍布森（Allan Hobson）及麥卡利（Robert McCarley）針對

作夢機制提出了「活化—整合假說（activation-synthesis hypothesis）」，他們認爲在快速動眼期睡眠中，大腦皮質被活化的運作機制（關於這個機制已在第3章加以敘述）與清醒時不同。由於掌管情緒的區域（大腦邊緣系統）與構成視覺的高級視覺皮質等區域被活化，此時整合而成的影像本身即構成了夢境。且因爲快速動眼期睡眠時負責將各種現象匯整成邏輯性認知的前額葉皮質的部分功能（↓第72頁之專欄）減弱，所以夢中就算發生再奇妙的事，我們也不會覺得不可思議。

不過話雖如此，到底爲什麼我們會作夢呢？夢本身又有什麼功能呢？

有一種說法是「夢是伴隨大腦皮質活動而出現的附帶現象」。也就是說，腦部在睡眠期間有時候爲了某種目的必須進行與清醒時相同程度的強力活動，而這個時候的雜訊綜合起來就構成了夢境。總而言之，這種說法認爲夢並沒有任何功能。

不過，這種說法未免也太不「夢幻」了，而且，在睡眠中特意去讓腦部活動的原因又是什麼？所以這種說法仍存有許多疑點。

諸位讀者中，應該有不少人有過以前夢到過的事情又再次出現在後來夢境裡的經驗吧。而且不只是相隔不久的夢，有時還會是非常久遠以前在夢中出現過的事情。這顯示了夢與

「記憶」是相關的。此外，前面也說過很多次了，夢境還有一個特徵就是會伴隨非常強烈的情緒波動。就如同第2章所說的，這是因爲快速動眼期睡眠中掌管情緒的大腦邊緣系統活動特別強烈的關係。在夢境中，記憶的片斷會以各式各樣的聯想方式登場。而快速動眼期睡眠時身爲情緒中樞的大腦邊緣系統之所以會活化，可能是爲了將記憶的「重要程度」藉由情緒來評估其權重。

大腦邊緣系統除了是掌管情緒的系統外，與記憶也有密切的關係。大家對於非常恐怖、開心、或是受到驚嚇的事情應該記得特別清楚吧！這些事情會在大腦邊緣系統被貼上「一定要記住」的標籤，深深地刻劃在記憶裡。而在夢境中，會不會也在對這種記憶進行重要性的評估呢？

此外，霍布森等人還指出很多人會在夢中覺得自己「正在運動」，這個現象可能與快速動眼期睡眠時腦部掌管運動功能的區域正在活動有關，並且還可能涉及到運動記憶（程序性記憶）的強化。

不過仔細想想，與其說前述那些是夢的功能，不如說是快速動眼期睡眠的功能可能還比較恰當。偶爾在快速動眼期睡眠剛結束就醒過來的時候，夢會以記憶的形式殘留在腦中。而

COLUMN 12

勒維實驗——乙醯膽鹼的發現

在本書的話題中經常登場、與快速動眼期睡眠有密切關係的乙醯膽鹼，其發現過程實際上與夢也有很大的關係。

乙醯膽鹼是自律神經與運動神經的重要神經傳導物質。二十世紀初，德國生理學家奧托．勒維（Otto Loewi）認為神經與神經間的訊息傳遞應該是透過化學物質進行的，但他長年都在摸索能證明此論點的方法。直到一九二三年的某日，他在夢裡想到了某種實驗方法，醒來後他立刻在枕邊的紙上寫下了概要後又再度睡著。結果到了第二天，他卻想不出細節而焦急不已，幸運的是他隔天又做了一樣的夢，這次他立刻就跑到實驗室著手進行實驗。

他將青蛙的心臟取出後浸泡在林格氏液裡，以電流刺激屬於副交感神經的迷走神經後，發現心臟的搏動會變慢。此時，他又將浸泡過的林格氏液拿去作用在其他青蛙的心臟，發現其他心臟的搏動也會變慢。這完美地證明了有某種物質釋放到林格氏液裡，並且可以在另一個心臟上也發揮作用。這可不是作夢！就在那個清晨，勒維確信自己證明了一個會在歷史上留名的重大發現。之後，他與揭示這個物質為乙醯膽鹼的戴爾（Henry Hallett Dale）共同獲得了諾貝爾生理學或醫學獎。

這也可以說是人在夢中能夠打破固有概念產生新發想的一個例子。當然，他們的成功是基於清醒時對研究課題的專注與不斷思考，所以才能在夢裡得到解答。

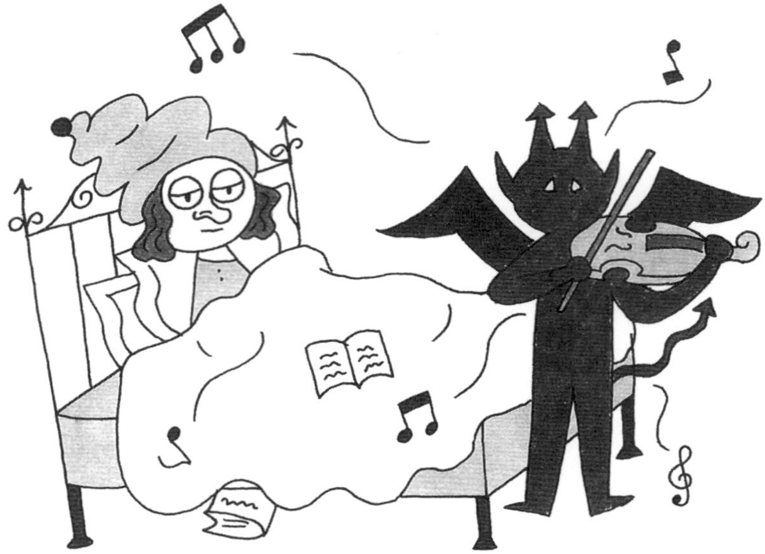

圖7-5 啊～這是多麼美的曲子啊……。

幾乎所有的人在作夢時都不會察覺到自己正在作夢，還有些人在某些情況下完全不會作夢，但他們的日常生活也過得非常健康。所以如果把夢認爲不過是「快速動眼期睡眠時腦部活動在意識裡的一種呈現」的話，那麼夢本身就沒有功能，具有功能的是快速動眼期睡眠。快速動眼期睡眠的記憶無法留住雖然是因爲前額葉皮質的機能下降所致，但腦部之所以特地有這種機制，也可以認爲是爲了不讓這些雜訊進入到意識裡。

這個話題果然有愈來愈不「夢幻」的感覺，不過如果一定要說夢的效用的話，也可以這樣想想看。

前面雖然說過是因爲額葉的部分區域功能下降才創造出夢境中奇妙的故事情節，不過因爲這些夢境而靈光一現或發現新事物的案例也不在少數。由於前額葉皮質管理著我們的理性，所以有時候會妨礙我們做出靈活而跳躍性的思考。據說十九世紀德國的化學家凱庫勒（Kekulé）就是在夢中發現了苯環結構，還有傳說十八世紀活躍的義大利作曲家朱塞佩．塔替尼（Giuseppe Tartini）也是因爲作了魔鬼在他床腳拉小提琴的夢而得到靈感，寫下「魔鬼的顫音」這首名曲，也就是說塔替尼是在夢中作曲的，而且聽說他還因爲這首名曲遠不及夢中魔鬼奏出的曲子而懊悔不已。此外，知名的達文西也曾說過「在夢裡的事物遠比現實更爲清晰」。

或許夢是一種大腦從前額葉皮質的管理體制下解放、享受自由的時刻，這也許不能說是夢原本的功能，但可以說它附帶了提高人類想像力或創造力的效果。

Q 真的有預知夢嗎？

A 所謂「正夢」是指夢裡出現的事情在現實中眞的應驗了。此外，也有人會將夢境內容加以分析後預言未來、解夢或做夢占卜。那麼，夢眞的是一種能透露未來、來自異世界的訊息嗎？

如果問我們這些神經科學研究者，我們能給的答案也只有「應該不可能有這種事」這麼「不夢幻」的答案了吧！

儘管如此，或許還是有人會說「不對，現實中眞的有發生過夢裡夢到的事情啊」。所以，請容我在這裡說明一下這種現象。

快速動眼期睡眠中，由於大腦邊緣系統的活動十分活躍，所以夢境裡會有很豐富的情緒，這一點在之前已說明過。而前面也同樣說過，除了是產生情緒的系統外，大腦邊緣系統也是判斷來自於外界環境的資訊「對自己而言有哪些意義」，以及評估記憶重要性的系統。也就是說，這個系統會判斷來自外界的訊息有益與否或是危險與否，然後伴隨著產生喜怒哀樂等情緒。

所以如果我們特別在意某件事的話，就表示那件事對自己而言具有很大的意義，那麼那件事也當然會留在記憶裡，透過大腦邊緣系統強化它的意義。然後在快速動眼期睡眠時，大腦邊緣系統就發揮其作用了。

舉例來說，自己的好朋友因爲重病或受傷住院了，那麼不論是誰都會很擔心那個人的安危。或者是下週有重要的考試或是要在公司裡發表報告，但又對自己目前的準備不甚滿意

COLUMN 13

視覺皮質與柱狀結構

在大腦皮質的專欄也曾提過，在柱狀結構中研究得最為透徹的區域就是初級視覺皮質，它的結構與功能中有許多令人驚訝的地方，而且它還能展現出腦部所擁有的檔案系統特性，能將事物分解成零散的要素並加以處理和記憶，所以在此我們來稍微介紹一下這個部位。

大家應該都知道眼球的結構與照相機十分類似，那麼大家是否知道腦部是如何處理映在視網膜上的影像呢？大部分的人可能會以為這些影像會直接投影到腦部，但其實並非如此。

從左右眼球輸入的訊息會以「半交叉」的方式經過外側膝狀體（lateral geniculate nucleus，視丘的一部分），到達位於左右大腦半球枕葉的視覺皮質。這個時候左側的「視野」會進入右腦，右側的「視野」則是進入左腦。在這裡要請大家特別注意的是，並不是來自左眼的訊息進到右腦、來自右眼的訊息進到左腦。

不論是左眼還是右眼，各自都有左視野與右視野。也就是說，右側視網膜的左半邊與左側視網膜的左半邊，兩者的訊息都會到達左腦的初級視覺皮質。各個視野的訊息在中途會分成腦的左半球與右半球後再被輸入。以此為根據後，接下來說明視覺皮質的結構。

初級視覺皮質是腦內最先處理視覺訊息的區域，位在枕葉的內側面。進入這裡的訊息並不會直接以視覺投影在腦部。視覺訊息首先會在眼球層級被高度分解，之後到了初級視覺皮質後又會再被零散地分解成不同要素。所謂的要素，是指線條的傾斜度、顏色、明暗度、對比度等。

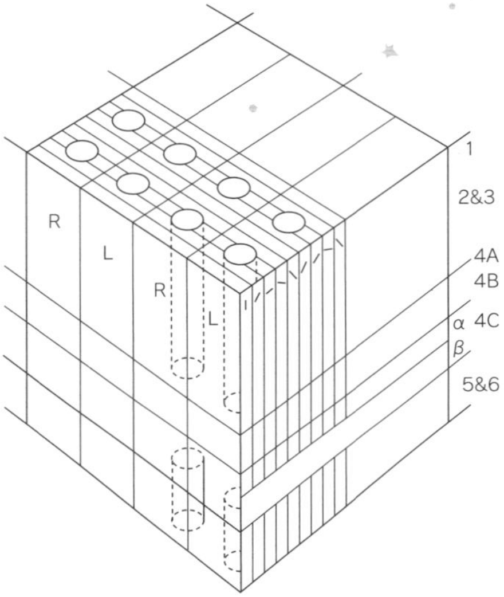

初級視覺皮質之柱狀結構模式圖：R、L為各自接收右眼、左眼傳來訊息的區域（眼球優勢柱）。與它們成垂直方向排列的為方向優勢柱。畫成圓筒狀的為斑塊狀柱狀結構，右側數字代表大腦皮質之層數。

現在來看看初級視覺皮質的驚人結構。初級視覺皮質裡排列著整齊的「柱狀結構」，處理來自右眼球訊息的柱狀結構與處理來自左眼球訊息的柱狀結構交替排列。大家還記得輸入右腦視覺皮質的是來自左、右視網膜右半邊的訊息嗎？所以這些柱狀結構就是以右眼、左眼、右眼、左眼……這樣交替排列著。

如果以這個為X軸，那在Y軸上的則可見到整列的「方向優勢柱」。這些柱狀結構負責對應線條不同的傾斜度。

接著，在這些整列的柱狀結構中，還

有斑塊狀（blob）的柱狀結構，含有大量細胞色素氧化酶（cytochrome oxidase），這些柱狀結構裡的神經元對色彩及明暗度的差異會產生反應。

總而言之，在視覺皮質裡，會先將視覺訊息分解成明亮度、線條傾斜度、顏色、是來自於哪一眼等各種不同的要素，再以不同的柱狀結構分別進行處理。這些經過數位處理的各個訊息，會在高級視覺皮質（視覺聯絡皮質）裡再度組織起來。

這樣看來，我們所見到的影像其實也可以說是腦部創造出來的虛擬實境。

或許有人會反對說「不對，不是這樣的。我看到的東西的確就在那裡啊！」那麼，現在我們來思考一下物體的顏色。所謂顏色，是由物體比較容易反射或吸收哪種波長的光線來決定的。也就是說，進入視網膜的光線波長就是顏色。這是一種物理特性，而腦部會先把這種物理特性當作「顏色」去感覺，然後才有了顏色。

在我們的腦部不覺得那是顏色之前，「顏色」是不存在的，所以顏色就等於是大腦創造出來的。雖然我們的感覺世界，確實是以現實中發生的事物為基礎，但希望大家能夠了解的是，我們所感覺到的訊息，其實是這些事物已被腦部為了容易理解而加工後的訊息。

時，也會極度擔心自己是否能好好表現。在這種時候，大腦邊緣系統會產生「不安」的情緒，並與「朋友生病」、「考試」或「報告」等事項連結起來。

那麼當我們進入快速動眼期睡眠，大腦邊緣系統活化，產生恐懼或不安的感覺，並影響到由記憶片斷組合而成的夢境後，夢到生病的朋友發生了不好的事、考試失敗、報告時很丟臉……就一點也不奇怪了。而且，那種不安就算眞的應驗了，也可能是平常就有預想到那種後果，然後再偶然在夢境裡出現，所以印象變得更深刻而已。相反地，如果是發生好的結果，諸如朋友生病痊癒、考試得到好成績、或報告發表得很成功時，大家通常也只會覺得「那果然只是個反夢啊」而忘記不是嗎？

或許這樣會感覺有點乏味，但要讓我們這些神經科學研究者來說的話，所謂「預知夢」也就只能這樣解釋了。不過如果換個角度來看，把自己感到的不安以簡單易懂的形式加深我們的印象，或許也可以說是一種預知夢吧！

Q 夢遊症是怎麼發生的？

A——人在睡眠中無意識地起身走來走去的行爲俗稱「夢遊症」，其實是一種名爲「睡遊症（sleepwalking）」的症狀。好發年齡從三歲到八歲，大部分會在青春期前消失，但也有少數成年人會出現此症狀。也有病例報告指出有些患者甚至會做出煮飯、開車等非常複雜的行動。

因爲有「夢」這個字，所以很容易讓人以爲夢遊症跟夢有關係，也有不少人以爲夢遊是一種夢中行爲的表現。不過，其實夢遊症是在深層的非快速動眼期睡眠（第三階段或第四階段）時發生的。之前說過在這些階段的非快速動眼期睡眠期間，我們幾乎不會作夢，所以夢遊症與作夢並沒有關係。

之前說過非快速動眼期睡眠期間腦部的感覺系統是正常運作的，所以夢遊症的人即使走來走去，也能夠避開障礙物等物體。通常他們在四處徘徊之後，就會再度回到自己的床上。不過，因爲大腦皮質正處於深層非快速動眼期睡眠的狀態，所以不會對周圍的動靜有所反應，要讓他們清醒十分困難，醒來之後也完全不會記得自己曾有過四處徘徊的行爲。病患之所以在這種狀態下也能進行各式各樣的行爲，表示他們的大腦是部分清醒的。也就是說，夢遊症是一種深層非快速動眼期睡眠狀態與腦部功能部分清醒狀態兩者混合在一起的狀態。

這種現象也可以認爲是第3章所說過的睡眠/清醒之切換機制失調所致。或許大家會覺得人在沒有意識的狀態下怎麼可能可以進行運動，但其實在本質上，運動是不需要有意識的。當我們清醒時，運動是在前額葉皮質的統籌下進行的，然後額葉會選出適當的運動模式。甚至應該說，排除意識以避免無謂的運動是前額葉皮質（與大腦基底核）的功能。而且脫離前額葉皮質的支配只表現出運動機能的情況更是不在少數，大家平常在走路的時候，也不會一邊想著腳要怎麼移動一邊走路吧。運動選手偶爾也會說出「無意識中身體就做出反應了」之類的話。此外，在格鬥比賽等場合中，也有處於劣勢的選手在意識朦朧的情況下反敗爲勝的例子。從這些事情來看，大家應該可以清楚了解人在沒有意識的情況下是可以表現出運動功能的。我們一切的身心都在意識掌控之下這種說法是錯誤的，應該說意識掌控的其實只有極小一部分而已。

一般情況下，人類在運動的時候，會在前額葉皮質的運動輔助區（supplementary motor area）或前運動區（premotor cortex）進行彩排，選出運動模式後再進行到執行階段。不過，運動模式本身擁有以初級運動皮質及大腦基底核或小腦及腦幹爲中心的系統，這些系統就算在睡眠期間脫離前額葉皮質的支配自行表現其機能也不奇怪。順帶一提，隨著這種運動模式的反覆練習，在額葉的介入下會在其中選出最佳的模式，而這可以說就是「運動進步」的原理。

此外，說到運動很容易讓人聯想到體育活動那種大的動作，但其實講話也是運動。語言中樞中，掌管說話的是額葉中與運動功能有密切關係的區域。也就是說「夢話」也是與夢遊症非常相近的狀態，是一種語言功能失去前額葉皮質的控制後自行活動的狀態。「磨牙」也是類似咀嚼機能的一種運動模式的表現。這些症狀整合起來稱爲「異眠症（Parasomnia）」。

還有一種類似夢遊症的症狀爲「夜驚症（sleep terrors）」，這是發生在三歲～十歲幼童身上的症狀，幼童在入睡二～三小時後突然發出大叫、坐起身來彷彿對某件事感到驚恐而大聲哭喊、四處走動或到處亂跑。大部分情況下，患者會在數分鐘內恢復，並且醒來後完全不記得有發生過這件事。這個症狀也與夢遊症一樣，發生在深層的非快速動眼期睡眠。這可能是因爲幼童的睡眠系統尚未成熟，在深層非快速動眼期睡眠期間因爲某種機制讓身爲情緒中樞的杏仁核開始活動所致。

另一方面，還有一種雖然相似但完全不同的症狀稱爲「快速動眼期睡眠行爲障礙（REM sleep behavior disorder）」，這個疾病以快速動眼期睡眠的機制來看是非常有趣的。

此症狀較常發生在中年男性。不知道大家是否還記得第3章曾經說過，快速動眼期睡眠

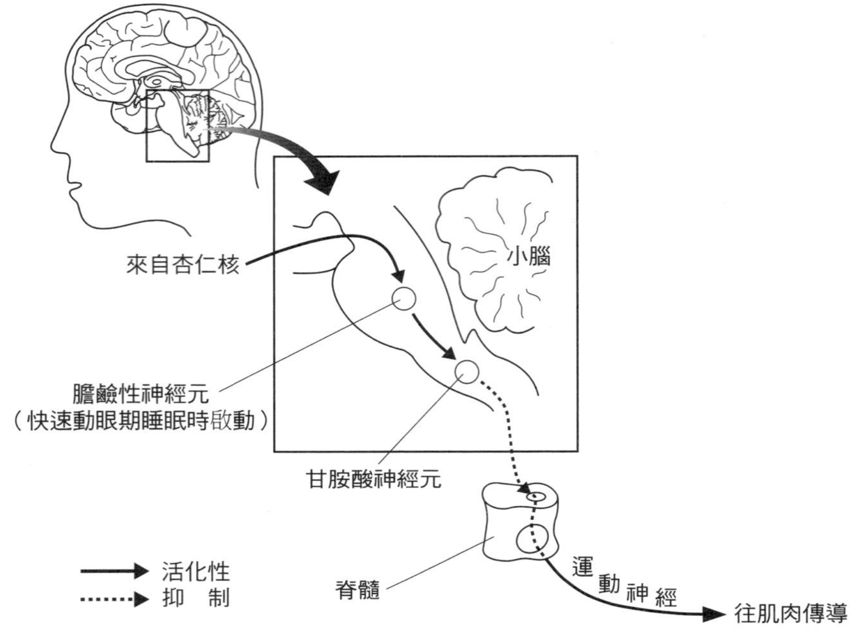

圖7-6 快速動眼期睡眠期間防止身體活動的機制

時大腦的活動是很活躍的，所以爲了避免身體失控，腦部會阻斷輸出到運動系統的訊息。在快速動眼期睡眠期間，來自位於橋腦之膽鹼性神經元（第92頁表3-1第②型的膽鹼性神經元）的訊息，會透過甘胺酸神經元對脊髓的運動神經送出抑制性的訊息。因此，一般情況下快速動眼期睡眠期間全身肌肉是處於放鬆的狀態，藉由這樣的機制，夢中的行爲不會實際反映在現實的身體上（圖7-6）。

然而，當這個機制沒有正常運作的話會發生什麼事呢？就是會發生快速動眼期睡眠行爲障礙。

快速動眼期睡眠行爲障礙的病患會在睡眠中做出複雜的行爲、大聲唱歌、甚至還有做出暴力行爲的病例，有些人還會毆打睡在隔壁的妻子、突然從床上一躍而起、或撞破拉門。實際上，病患可能只是因爲在此時夢到正在跟別人打架、或是正在參加足球比賽而已。請記住，夢中經常會有放大情緒的現象、或是展開自己被某人追趕的激烈故事情節，當病患自身也在夢裡激動地四處活動時，表現出來的就是這些行爲。

若檢測病患此時的腦波，可看出這些行爲都發生在快速動眼期睡眠期間，所以與前述的夢遊症是大不相同的。也就是這個疾病會讓病患將夢境中的行爲實際表現在身體行動上。

這種狀態也能夠在動物實驗中重現。曾調查過快速動眼期睡眠機制的朱維特，在破壞貓咪腦幹的部分橋腦後，發現貓咪會在睡眠狀態中站起來，做出類似查看四周並襲擊獵物的行爲。也就是說，橋腦的部分膽鹼性神經元被破壞後，會讓阻斷大腦輸出訊息到運動神經的機制無法順利運作。這個時候的貓咪，應該是在夢中打算去獵捕獵物吧。

同樣的現象莫里森（Adrian Morrison）等人也曾報告過，他們稱之爲「快速動眼期睡眠缺少肌張力鬆弛現象（REM-without-atonia）」，與此發生相同症狀的就是快速動眼期睡眠行爲障礙，此病是由申克（Carlos Schenck）等人於一九八六年提出的。

到目前爲止，尚未找出人類快速動眼期睡眠行爲障礙的特定原因，不過此病相對上較常隨著「帕金森氏症（Parkinson's disease）」一起出現，那是一種由於腦幹製造多巴胺之神經細胞異常而導致運動失調等症狀發生的疾病，而多巴胺不足時，有可能會造成膽鹼性神經系統的機能出現異常。或者也有可能是和帕金森氏症相同的神經退化性病變所致。實際上，除了帕金森氏症以外，目前已知快速動眼期睡眠行爲障礙也與橄欖體橋腦小腦萎縮（Olivopontocerebellar atrophy）、路易氏體失智症（Dementia with Lewy bodies）等神經退化性疾病有所關聯。

此外，也有報告指出作用在血清素系統的抗憂鬱劑ＳＳＲＩ曾引起快速動眼期睡眠行爲障礙。可推測血清素或多巴胺等單胺類物質異常時，會影響到快速動眼期睡眠原本的功能。

Q 睡眠可以儲存嗎？

——A 很多人一到了週末就會比平常睡得更久一點，不過與其說這是在「儲存睡眠」，不如說是這是在彌補平日的睡眠不足還要更恰當一點。

大家應該還記得第3章說過的雙歷程模式（第102頁圖3-9）吧！清醒時睡眠負債會在腦內愈積愈多，要償還只有睡眠一途。不過沒有負債自然就無法償還，而且也不可能用預付卡的方式事先支付，所以說，睡眠是無法儲存的。

相反地，以睡眠負債形式殘留下來的睡眠不足量，是可以事後再償還的。在熬夜或沒睡飽的隔日，不論是誰都會想在時間許可的情況下盡可能睡久一點。睡眠不足的時候，下一次的睡眠就會變得更深或更長。這是大部分哺乳類動物都會有的現象，稱爲睡眠的恆定性。

不過，「睡眠無法儲存」這樣的答案聽起來未免也太乏味了一點，所以在這裡再來稍微探討一下睡眠負債與睡眠的恆定性。

其實到目前爲止，我們對這個單純現象的機制仍然沒有了解得很透徹。腦部是怎麼測量我們的睡眠是不足還是充足呢？這個機制目前仍是未解之謎。不過第3章提到的睡眠物質或許可以用來說明這個機制，於是有人提出一種說法，認爲當我們清醒的時間愈長，相對應地睡眠物質就會累積得愈多，所以需要更長時間的睡眠來分解睡眠物質。而此時想睡的慾望被稱爲睡眠負債或睡眠壓力，最有可能是睡眠物質的則是腺苷，腺苷累積之後會招致睡眠，並且在睡眠中得以分解。

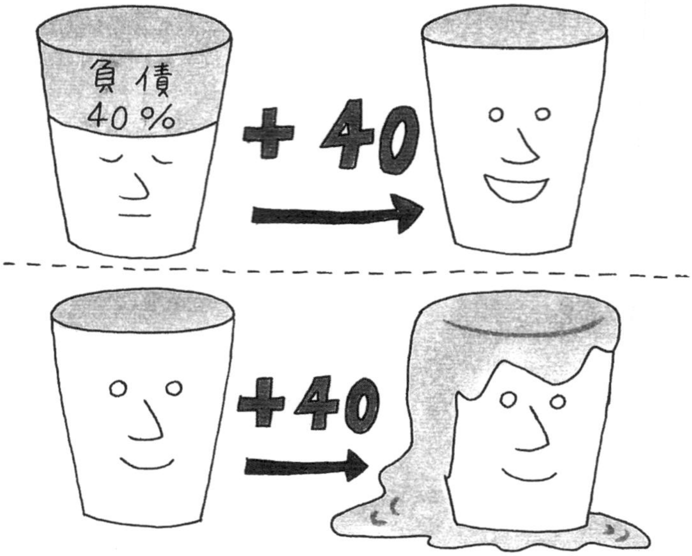

圖7-7 沒有負債就沒有還債。

總而言之，腦部活動導致睡眠負債增加，當其超過清醒的訊號後就會引發睡眠這種說法在當時已愈來愈被大家所接受。也就是說，這種說法認爲「整個腦部」的活動歷程會促發睡眠，具體而言則是前視區的睡眠中樞會被活化，然後對「整個腦部」引發睡眠狀態。

然而到了後來，研究人員發現腺苷受體（A_{2A}受體）基因被破壞的小鼠仍可以正常地睡覺，於是得知了只用腺苷並不足以說明睡眠負債的機制。

此外，如同前面所說過的，近年來也在討論睡眠可能並不是在「整個腦部」而是在腦內更「局部」的區域受到操控。例如人類的左大腦半球中存在有掌管語言的區域，若對PET等儀器檢測到的腦部影像或腦波進行調查，可以發現語言中樞附近的區域比其他區域更早進入深層睡眠。這可能是因爲人類清醒時爲了進行語言表達，經常會使用到這個區域，所以必須有更深的睡眠。在小鼠或大鼠的實驗中也證明了同樣的現象。大鼠的鬍鬚爲感覺器官，感覺訊息會輸入到大腦感覺皮質的部分區域並加以處理，而來自每一根鬍鬚的感覺訊息輸入到大腦皮質的感覺皮質區域是清楚分明的，所以如果僅選擇大鼠鬍鬚中特定的一根反覆進行刺激，在大鼠入睡後可以發現負責處理那根鬍鬚輸入訊息的大腦皮質區域，會比其他區域進入更深層的睡眠。

就像這樣，睡眠、清醒的運作機制並非只會對整體腦部造成影響，還會有更局部性地控制機制。當然，位於前視區的睡眠中樞擁有促使整個腦部進入睡眠的機制，但在同時，腦內的各區域也能如同「自治區」一般操控睡眠，此即爲局部睡眠（local sleep）。

最近還有一種說法，認爲睡眠的控制可以細部分化到大腦皮質的柱狀結構單位。所謂柱狀結構，是大腦皮質的功能單位，由於呈現圓柱狀一般的排列方式所以被稱爲功能柱。每一個功能柱是由數萬個神經元所組成，在清醒時使用得愈是頻繁的功能柱，就愈會進入又深又長的睡眠。

這種在腦內局部區域出現的睡眠恆定性機制目前仍是未解之謎，不過可能與腦內局部的神經迴路變化（可塑性）有關。

例如美國威斯康辛大學的朱利奧．托諾尼（Giulio Tononi）教授就認爲，大腦皮質在清醒時活躍的活動方式會造成大腦皮質神經元之間的突觸強度全體上升，而這一點與睡眠負債有密切的關係。這些活動之所以能讓突觸間的傳導效率增加，其中除了有「長期增強作用」（→第46頁之專欄）的機制參與外，清醒時的使用腦部可能也會強化腦內各個部位的突觸。而一旦使用過度的話，腦部就會變成過於活躍，於是產生了必須休息的需求。

突觸的強度直接與睡眠的深度，也就是錐體細胞放電模式同步化的強度是相關的。而後在睡眠時藉由刪除不必要的（重複性的）突觸及保留必要的突觸，讓腦內的突觸進行「優化」作業，隨著全體突觸的強度下降，睡眠會變得愈來愈淺。也就是說，腦部整體突觸強度的強弱程度，就代表了睡眠負債的多寡。

這種說法的另一個迷人之處就是也可以用來說明局部睡眠。近年來由於雙光子顯微鏡的技術，研究人員已經可以對活體動物的突觸進行觀察，也逐漸證明了非快速動眼期睡眠期間過剩的突觸的確會被刪除。

最近更有論點也顯示出腦內的代謝廢物之處理是在非快速動眼期睡眠期間進行的。第1章曾說過，「膠淋巴系統」（第20頁）會在非快速動眼期睡眠期間發揮功能。由於清醒時腦內的各個神經元除了突觸外也會受到周圍腦脊髓液內腦內物質的影響與控制，若是隨意地清理腦內，可能會讓腦部功能產生障礙，所以才會在腦部功能下降的非快速動眼期睡眠期間進行清理。這就好像一家商店如果在開門營業的時候進行掃除工作通常都會很不方便，所以會選擇在關門後或休息日時才進行清掃。

腺苷之類「睡眠物質」的累積、突觸強度的增強、還有代謝廢物的累積全都是在清醒時發生的，然後在非快速動眼期睡眠期間得以減少。所以所謂掌管睡眠恆定性的「睡眠負債」，其實很可能是這些因子綜合之後形成的，這也是目前比較被認可的觀念。

另外還有一種說法，認爲星狀膠細胞（第88頁之圖3-5）這種神經膠細胞會產生腺苷，促進睡眠。

筆者非常期待這個睡眠恆定性的運作機制能早日加以釐清，這樣或許就能夠開發出各種睡眠障礙的治療方法，而且也有可能完全解開睡眠在生理上的意義了。

Q 為什麼每個人的睡眠習慣不一樣？

A 在睡眠時間的問答中也曾說過，每個人的睡眠習慣是有極大差異的。不只是睡眠時間的長短，入睡的時間與起床的時間也極爲不同。事實上，這並非只是因爲生活習慣不同而已，目前已經有好幾個基因被認定會強烈影響到就寢時間與睡眠時間。

目前已知有一種疾病叫做家族性睡眠週期提前症候群（FASPS），這個疾病的患者會在晚上八點以前就上床就寢，並且在天亮前就起床，而現已確定本病與名爲Per2的基因突變有關。這個基因上原本有一個會被酪蛋白激酶δ（Casein Kinase δ）磷酸化的位置，但由於該位置發生突變導致磷酸化之調控無法正常進行，使得生理時鐘的節律縮短，病患會非常早就入睡及醒來。相反地，還有一種睡眠障礙叫做睡眠週期延後症候群（delayed sleep phase syndrome），病患的睡眠時間與清醒時間會比一般人還要延後得非常多，目前已知這個疾病與名爲Per3的時鐘基因（clock gene）突變有關。此外，也有報告提出在短時間睡眠者中，其名爲DEC2的生理時鐘調控因子之編碼基因有發生突變的情形。除了這些疾病外，另有報告指出與時鐘基因有關的基因突變會對睡眠習慣造成極大的影響。

近年來科學家也開始認爲，人類之所以會有個體差異或不同的個性，是因爲各個不同的

表7-1 目前認為與時鐘基因多型性有關之晝夜節律性睡眠障礙與疾病

晝夜節律性睡眠障礙	基因	多型性	特徵
家族性睡眠週期提前症候群（FASPS）	Per2	S662G	晝夜節律縮短
	CK1 δ	T44A	酵素活性下降
睡眠週期延後症候群（DSPS）	Per3	V647G	CK1 ε 磷酸化位置附近發生突變
		VNTR	4-VNTR與DSPS有關
	CK1 ε	S408N	DSPS、Non–24病患的N408比例較少。酵素活性上升。
日型或夜型之睡眠型態偏好（diurnal preference）	Per1	T2434C	緘默突變（Silent mutation）（未發生胺基酸改變之突變）
	Per2	C111G（5'–UTR）	
	Per3	V647G	
	Clock	T3111C（3'- UTR）	

VNTR：變異性重複序列（variable number tandem repeat）、Non–24：非24小時睡眠週期症候群、UTR：非轉譯區

基因上累積了微妙的差異所致，這就是所謂的多型性（→第220頁之專欄）。特別是僅在單一核苷酸上出現差異的多型性，稱爲單一核苷酸多型性（Single Nucleotide Polymorphism；SNP）。既然人類的基因裡有無數的多型性，那麼與睡眠有關的基因自然也不例外，所以結論就是，睡眠習慣的差異也與基因的多型性有關。其實在各種不同的時鐘基因裡，就陸續發現了與睡眠習慣相關的多型性（表7-1）。或許除了時鐘基因外，其他與睡眠習慣有關的基因也具有多型性的現象。

COLUMN 14

多型性（polymorphism）

所謂遺傳多型性，是指同一種生物族群中存在有不同基因型的個體，或是擁有不同的DNA序列。舉例來說，血型基因就是典型的多型性，在同樣都是人類物種的族群中，有A、B、O三種基因。

不過以血型來說，雖然基因型的不同與表現型的不同並不相關（坊間常說的不同血型的人擁有不同的性格在科學上是沒有根據的），但有時候其中細微的基因序列差異也的確會造成體質或性質上的差異。

舉例來說，神經傳導物質與其受體的基因中，有非常多的多型性現象，其中較為人知的就是多巴胺D_4受體或血清素轉運蛋白的多型性。這種多型性可能會讓人比較容易罹患某種特定疾病，也可能對個人性格造成影響。而本文中提到的時鐘基因之多型性也是這種多型性之一。

特別是僅在單一核苷酸上出現差異的多型性（單一核苷酸多型性；Single Nucleotide Polymorphism；SNP），有時候也會造成這樣的差異，這可以說是遺傳上造成不同「個性」的「最小單位」了。

未來如果在多型性的分析上能有所進展，在醫療上或許就能將這種多型性導致的個體差異納入考量，也就是能夠執行所謂的客製化醫療。

Q 動物的睡眠與人類相同嗎？

A ——從嚴格的意義上來說，所有哺乳類動物與鳥類的睡眠可以說與人類的睡眠是相同的。若將定義擴大的話，爬蟲類動物或其他低等動物也有休眠狀態這種可說是睡眠的狀態。雖然也有不少研究人員認爲昆蟲也有睡眠，但似乎與哺乳類動物及鳥類的睡眠在機制上有極大的差異。尤其是在哺乳類動物及鳥類身上，能觀察到快速動眼期睡眠與非快速動眼期睡眠的區別。不過，最近也有人發現在鱷魚等部分爬蟲類動物的睡眠中，也有類似快速動眼期睡眠的狀態存在。

至於睡眠時間，則是各個物種皆有所不同。例如蝙蝠、負鼠、獅子等動物，平均一天要睡十八小時到二十小時，但馬匹或長頸鹿等大型草食動物，則一天只睡不到三個小時，而且草食動物大多是站著睡覺。一般來說，容易被掠食的動物爲了避免被掠食的危險，必須減少睡眠時間，而且如果是大體型的草食動物，因爲需要花很多時間在進食上，所以睡眠時間會有減少的傾向。這些現象都顯示出第5章曾說過的，睡眠與攝食行爲有極爲密切的關係。此外，容易被掠食的動物若是一次採取長時間睡眠的話容易成爲被捕獵的對象，所以通常會每次都只睡一點點的時間。例如老鼠等夜行性的動物，也不會在白天一直睡覺，而是會睡很多

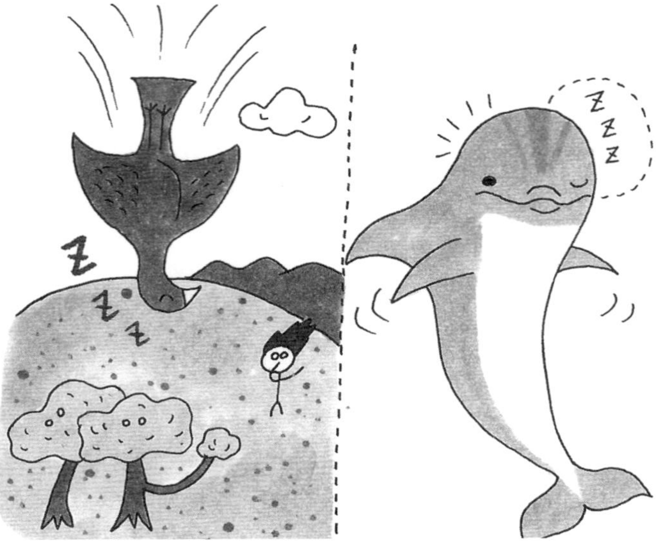

圖7-8 睡覺對動物來說可是一件大事！

次、每次只睡數分鐘到數十分鐘。

有些動物的睡眠方式則更爲特殊，例如棲息在水中的哺乳類動物。這些動物如果在水中打瞌睡的話會有溺死的危險，所以像是海豚就有演化出非常特殊的睡眠方式，能夠一邊游泳一邊睡覺。例如瓶鼻海豚每次睡覺可以只有半邊的大腦半球入睡，也就是藉由不同大腦半球的交替入睡，能在睡覺時保持一半的腦部處於清醒狀態（半腦睡眠）。右腦進入睡眠狀態時左眼會閉起來，相反地，右眼閉起來的時候就表示左腦正處於睡眠狀態。因爲有這種睡眠方式，所以海豚才能在睡覺的時候也能持續在水中游泳，當然牠們也會有兩邊大腦半球都清醒的時刻。另外，據說恆河豚可以在每次只睡數秒鐘（微睡眠）的情況下確保一天有睡到七個小時。

而需要長時間飛行的候鳥，一般也認爲採取的是半腦睡眠方式，藉由腦部交替入睡，牠們才可以一邊飛行一邊睡覺。某些鳥種偶爾還會重複突然急速下降後又再度向上飛的飛行動作，一般認爲牠們就是在急速下降的時候睡覺。

其實不只是海豚或候鳥，長頸鹿也有半腦睡眠的現象。由於長頸鹿擁有非常長的脖子，一旦躺下去後想要站起來會變得非常困難，如果躺下睡覺的話一旦有外敵來襲時就會完全逃不掉了，所以很可能是以半腦睡眠的方式站著入睡。雖然長頸鹿的睡眠時間看起來非常短暫，但若以半腦睡眠的方式來看，或許長頸鹿的睡眠時間比我們一直認爲的還要長上許多。

此外，歐洲雨燕會在八月自歐洲北部出發，經由西非遷移到中非的熱帶雨林，據說牠們直到十個月後的繁殖期飛回繁殖地之前，完全都不會著地。在這期間，當牠們會飛到將近三千公尺的高空再以滑翔方式下降時，會讓人想像牠們是不是在這個時候睡覺。而其他像是軍艦鳥，目前也已知牠們會一邊滑翔一邊睡覺。

從這些特殊的例子我們可以再度確認，對腦部高度發達的動物而言，睡眠是完全無法省略的重要生理機能。

還有，雖然目前對於鯨魚的睡眠尚未有詳細的調查研究，但抹香鯨似乎可以爲了避免溺水而將身體垂直立起來，讓鼻尖露出海面睡覺。可見無論是多麼困難、無論是要冒著多大的危險，睡眠都是無法免除的事。

Q 隨著人的成長睡眠會有什麼變化？

A 大家都知道，新生嬰兒除了喝奶的時間外，幾乎一整天都在睡覺。又因爲嬰兒大約每三～四小時就會醒來一次，所以媽媽們經常會覺得很忙碌。大約要到二到三個月大的時候，嬰兒才會有明確的睡眠／清醒節律。之後隨著他／她們長大，一天的總睡眠時間會逐漸減少，而隨著清醒時間愈來愈長，能夠連續睡著的時間也會逐漸增加。到了一歲左右時，就會變得可以在晚上入睡並一覺到天亮了。也就是說，睡眠／清醒的各個階段已逐漸穩定化。到了開始要上幼稚園之前，大部分幼童還需要午睡，但在那之後則可以整個白天都維持在清醒狀態。

此外，幼兒的第四階段深層非快速動眼期睡眠的時間很長，即使到了睡眠的後半段也通

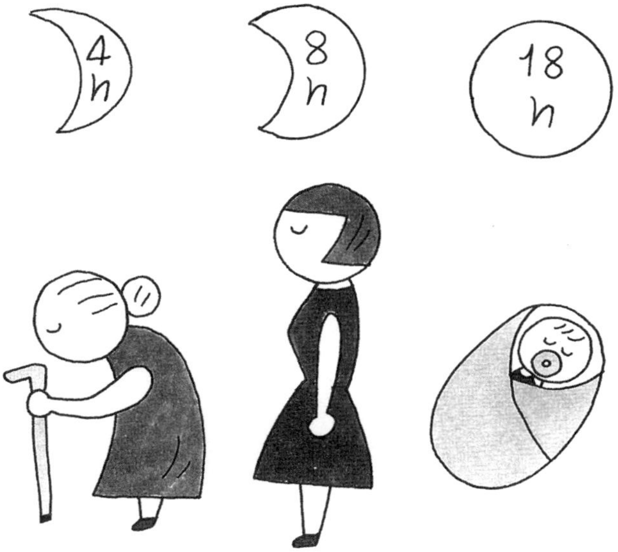

圖7-9 能睡一場好覺代表你還年輕。

常還是第四階段的非快速動眼期睡眠（第2章曾說過，成人的睡眠隨著時間進展深層睡眠會愈來愈少，所以在睡眠的後半段中很少會出現第四階段的非快速動眼期睡眠），而且快速動眼期睡眠的比例也非常高。這些現象顯示在幼兒的腦部發育過程中，需要有深層的非快速動眼期睡眠與長時間的快速動眼期睡眠。由於幼兒期腦內的突觸會頻繁地發生重組，所以或許是這個原因才會那麼需要睡眠。

成人在快速動眼期睡眠期間經常會有作夢的情形，那麼嬰兒也會作夢嗎？更進一步地，胎兒是否會作夢呢？

新生兒的睡眠時間約爲十六～十八小時，其中有一半是快速動眼期睡眠。若再往前回溯，懷孕後期的胎兒雖然可以說幾乎是二十四小時都在睡覺，但其中有大半時間腦部是處於類似快速動眼期睡眠的狀態。這一點與膽鹼性神經元比單胺類神經元還要更早發育有關（希望大家還記得快速動眼期睡眠是單胺類神經元沒有作用的情況下，膽鹼性神經元讓大腦皮質活化的狀態→第3章）。不過，就算是快速動眼期睡眠也不代表就會作夢。夢是一種主觀的體驗，雖然我們沒辦法去問胎兒或嬰兒，所以無法確認，但從夢的原料是記憶這一點來看，尚未有記憶累積的胎兒就算有作夢，所作的夢應該也跟我們所知道的夢不一樣吧！

話題回到睡眠的發育。青春期的睡眠時間平均爲八小時左右，在這之後，隨著年齡的增加睡眠時間有減少的傾向。此外，在質的方面也會出現變化，隨著年齡的增加，深層睡眠會逐漸減少，到了六十歲之後則幾乎不會有第四階段的非快速動眼期睡眠。也就是說，隨著腦部的發育及老化，睡眠的必要性會逐漸降低，這也顯示出睡眠與腦部的發育的確具有相關性。

Q 為什麼一定要睡覺？

A——關於爲什麼一定要睡覺這個問題，雖然已在本書的第1章、第2章以及其他地方都有儘量說明過了，但相信還是有很多人會覺得似乎有點不夠清楚。其實這個問題對睡眠科學來說，可以說是最難回答的問題。有人也曾問過知名的睡眠研究學者威廉·迪蒙特（William Dement）「爲什麼要睡覺？」，而據說他的回答是「就我所知的來說，我唯一確定的只有一件事，那就是因爲想睡覺所以才去睡覺」，連長年研究睡眠的他也只能回答出這樣的答案。

大家想想看，對於「爲什麼要吃飯？」這樣的問題，生物學上的解答不會是「因爲肚子餓了」，也不會是「因爲好吃」，而是「爲了攝取能量」，那麼在睡眠方面，我們也有辦法像這樣明確地回答嗎？

就如同之前經常提到的，實際上科學界到現在都還沒有確定睡眠中到底發生了什麼事。如同第1章說過的，斷絕睡眠所引起的變化是下視丘的恆定性功能發生異常，也就是睡眠與下視丘功能的維持有關。而快速動眼期睡眠期間所出現的自律神經系統變化，則可以看成是自律神經的功能在進行基準點的校正。另一方面，我們也知道睡眠可以強化記憶。但是，腦內到底是發生了什麼樣的變化，才造成了這些作用呢？

前面曾介紹過的朱利奧·托諾尼（Giulio Tononi）等人，曾認爲睡眠期間會發生突觸修剪（刪除沒有必要的突觸）及新生，而這個現象對學習有極大影響。但是這個現象在清醒時也會發生，所以不能說睡眠是這個現象的必須狀態。或許這種突觸變化與清醒時腦部活動旺盛的時候不一樣，而是以只有睡眠中才能完成的形式發生的，並且這種睡眠中發生的腦部變化，很可能與記憶的穩定、下視丘功能的維持、甚至是全身恆定性的維持有很大的關聯。

此外，理所當然地我們也必須將快速動眼期睡眠與非快速動眼期睡眠分開考量。快速動眼期睡眠的功能與先前所說之夢的功能應該也有很大的重疊性。

還有一種說法認爲，快速動眼期睡眠的時候腦內的認知功能會重新恢復，而非快速動眼期睡眠的時候則是可以強化記憶。無論如何，當我們能夠釐清睡眠期間腦部、神經元與突觸在型態上及功能上的變化來說明前述那些現象，以及了解睡眠在這些改變作業中的必要性時，應該就可以找出眞正的答案了吧！

現在比較確定的就是，睡眠對於「腦部的保養維護是必要的」，而釐清這個保養維護的詳細過程，將是睡眠科學的下一個課題。

不過，爲了至今仍覺得有疑惑的讀者，接下來的最終章，將針對「爲什麼要睡覺」這個問題提出筆者個人的假說。

COLUMN 15

生理時鐘

幾乎所有地球上的生物，都擁有以地球自轉週期二十四小時為計時週期的生理時鐘。透過這個生理時鐘，不只可以調控睡眠與清醒，還能夠調控荷爾蒙分泌、血壓及體溫調節等生理活動。這是一種生物為了能夠儘量成功地適應隨著時刻變化的外部環境，所以會在每個時刻將基因表現或生理活動調整在妥適狀態的機制。

這個時鐘的本體，是一群被稱為時鐘基因的基因利用回饋系統，產生出以二十四小時為週期的振盪所形成的。

這群時鐘基因的產物包括下列幾項：屬於正向回饋因子的CLOCK分子與BMAL1分子結合，會促進屬於負回饋因子的PER、CRY分子之轉錄，而PER與CRY則會抑制自身基因的轉錄，透過這個機制，產生約二十四小時的節律。人類的身體由大約六十兆個細胞組成，除了生殖細胞，所有的細胞都擁有生理時鐘，而位在腦部下視丘視交叉上核的則是中央時鐘，能讓全身的生理時鐘同步化。一般說到生理時鐘時，通常指的就是視交叉上核。

視交叉上核在得到來自視網膜特殊神經節細胞輸入的訊息後，每天會根據光線來調整時鐘。視神經的分枝會投射在視交叉上核，將光的訊號傳送到該處。這個機制與名為視黑素（melanopsin）的分子有關。

終章

為什麼要睡覺

——作者的假說

睡眠是來自於
死亡的負債，
是爲了維持生命
向死亡借貸而來之物。
（叔本華）

在這之前，我們已經看過斷絕睡眠會發生什麼樣的變化、睡眠期間腦部及身體機能會變成什麼樣、切換睡眠與清醒的腦部機制、以及維持清醒的腦部機制等事項。

基於這些事項，筆者想要對同樣也是第1章標題的問題「爲什麼要睡覺」，試著提出自己的假說。

在那之前，我們先來整理一下本書前面已經說過的「睡眠的眞面目」。

①一旦剝奪睡眠會讓精神出現異常。
②一旦剝奪睡眠會讓下視丘維持恆定性的機能失調。
③睡眠能夠強化記憶。
④雖然睡眠是一定要進行的過程，但也具有某種程度的彈性。
⑤非快速動眼期睡眠與快速動眼期睡眠的大腦皮質活動模式有很大的差異。
⑥快速動眼期睡眠期間可以觀察到大腦邊緣系統有強烈的活動。
⑦非快速動眼期睡眠的深度與長度會受到之前清醒時腦部活動之強度與長度的影響。
⑧清醒、非快速動眼期睡眠與快速動眼期睡眠是由腦幹廣泛性投射系統所控制。
⑨廣泛性投射系統是由下視丘前視區GABA神經元與外側區食慾素神經元所控制。

容易混淆的兩個問題

根據以上的事實，筆者試著提出自己的假說。

重點在於，對於在很多情況下經常被混爲一談的兩件事情，應該要分開來思考。那就是（1）不能沒有睡眠的腦部機能與（2）感覺到「睡意」的機制這兩件事。這兩者並不一定代表同樣的事，也就是說，就算對大腦皮質這個訊息處理中心來說睡眠是必要的，也不代表大腦皮質本身就一定需要有能夠直接感應睡眠的感應器。

舉例來說，下視丘控制攝食行爲的機制，是以全身能量足夠與否的訊息傳達到腦內之機制爲中心的，而需要「補給能量」的是全身，並不是下視丘。以此類推，在睡眠方面就算大腦皮質認爲「睡眠的某個作用」是必要的，負責感應睡眠足夠與否的感應器也不一定要位在大腦皮質本身，也可以位在其他部位，或許就位在負責維持身體恆定性的下視丘也說不定。

再舉一個例子，將腺苷等物質注射到腦內後雖然會引發睡意，但這種睡意並不是因爲腦部眞的需要睡眠而出現的，而是因爲這個物質混淆了「睡眠不足」的指標，換句話說就是欺騙了大腦。而能夠感知腺苷的區域就是下視丘中的前視區。這一點與攝食行爲中，給予神經胜肽Y這種物質後會讓動物有飢餓感，即使肚子很飽也會去狼吞虎嚥的情形是一樣的。

也就是說，「爲什麼要睡覺？」這樣的問題，其實包含了（1）「爲什麼需要睡覺？」及（2）「爲什麼會感到睡意？」這兩種問題，但實際上兩者的本質是完全不同的。雖然這兩者都與腦部有關，所以容易讓人將它們混爲一談，但這兩件事是必須分開思考的。

此外，由於非快速動眼期睡眠與快速動眼期睡眠是兩種完全不同的狀態，所以應該也是各自有著截然不同的功能。

關於非快速動眼期睡眠的假說

先來思考一下（1）「爲什麼需要睡覺？」這個問題。由於這也等於是在問「睡著期間腦部做了哪些事，以及爲什麼需要睡覺才能完成這些事？」，所以先從這個方面來思考。

首先，非快速動眼期睡眠是什麼樣的情況？最需要非快速動眼期睡眠的，很可能就是大腦皮質，因爲製造出慢波（非快速動眼期睡眠第三、第四階段出現的慢波）的部位就是大腦皮質。那麼，「對大腦皮質而言是必要的、只能在非快速動眼期睡眠中進行的工作」是什麼呢？

在這裡就很適合引用第7章曾提過的托諾尼等人的說法了。也就是說，清醒時由於大腦皮質的活動非常活躍，讓大腦皮質神經元之間的突觸強度整體上升而形成了睡眠負債，於是在睡眠期間，會將不必要的（重複的）突觸加以刪除，只留下必要的突觸，讓腦內的突觸進行「優化」作業，使整體腦部的突觸強度恢復成原狀。

的確在我們的日常生活中，我們的腦部會接收極爲龐大的訊息並儲存在腦裡，而這一點關係到突觸間傳導效率的變化、突觸結構的變化及突觸的新生。突觸的變化是以分鐘爲單位，發生得比我們想像中的還要快上許多。而每天都有難以想像的大量訊息累積在我們的腦裡，這樣對於腦的記憶容量來說不會資訊爆炸嗎？

腦部之所以必須將資訊整理成「記憶」的形式，也是因爲腦部擁有記憶檔案系統的特性。我們在回憶的時候，聯想到的事項會一件一件陸續浮現在腦海裡，這是因爲我們的記憶被腦部根據各個事項間的各種類型之關聯歸類成不同的檔案。不過，一旦這種聯想以不合理的形式發生的話會變成什麼情況呢？我們可能會變得將毫無因果關係的事情連結在一起，最後還可能會被不合邏輯、前後矛盾的思考所影響。而將沒有關聯的事情連結在一起，或是無法察覺事情之間的關聯性，也是某種精神疾病的特性。

這樣看來，或許托諾尼所說的非快速動眼期睡眠期間的突觸強度下降，能夠達到降低這種聯想過程以便維持我們精神健全的功能也說不定。也就是說，腦部在非快速動眼期睡眠的時候，會藉由停止收集訊息來避免突觸新生，並且在這個狀態下進行突觸的優化作業。

這個假說，可以說明爲什麼睡眠可以保持精神健康以及強化記憶。更進一步地，近年來發現的「膠淋巴系統」，一種能讓流經血管周圍間隙的腦脊髓液將腦內堆積在細胞外的有害代謝廢物加以清除的構造，其清除代謝廢物的過程也主要發生在非快速動眼期睡眠期間（第20頁）。總結來說，我們的腦部會在非快速動眼期睡眠期間進行訊息整理的同時，也會進行訊息處理環境的維修保養工作，以便保持正常的腦部機能。

關於快速動眼期睡眠的近期假說

那麼另一方面，快速動眼期睡眠的功能又是什麼呢？

會不會是在進行檔案系統的整理呢？快速動眼期睡眠時大腦邊緣系統的旺盛活動，是不是就是在對記憶之重要性進行重要程度的評估呢？

根本上來說，大腦邊緣系統的情緒中樞可以說就是一種判斷訊息重要性的系統。那麼在快速動眼期睡眠中，要說驅動海馬體與杏仁核去進行什麼事情的話，無非就是根據記憶的重要性來評估重要程度以及進行整理了吧！打個比方，也可以說就像是將檔案階層化（設定檔案的目錄階層）以及製作縮圖的作業。而這一點呈現在我們的意識世界時，就是作夢這樣的主觀體驗。

因爲大腦邊緣系統會在快速動眼期睡眠期間活化，或者說，因爲腦部在快速動眼期睡眠期間會作大量的夢，所以過去都認爲快速動眼期睡眠對於記憶的穩定與強化非常重要。可是到了後來，卻又有愈來愈多的資料顯示非快速動眼期睡眠對於記憶的重要性，而直到最近，又開始有研究報告指出快速動眼期睡眠同樣也與記憶有關。可見腦部這個訊息處理系統在整理訊息的時候，快速動眼期睡眠及非快速動眼期睡眠都有參與其中，只是兩者參與的形式不同而已。而快速動眼期睡眠在其中的功能，比起穩固記憶本身，應該更像是前面所說的針對記憶進行重要程度的評估，以及讓讀取記憶更爲容易。

同一時間，下視丘之恆定性維持功能的維修保養作業（可能是基準點的校正），應該也是在快速動眼期睡眠期間進行，所以才會有自律神經系統出現大幅變動及體溫調節功能停止的情形。

引發睡意的物質是什麼？

接下來是另一個問題，（2）感覺到「睡意」的監測系統到底是什麼呢？

如果（1）的答案就如同前述所說的一樣，那麼腦內應該會有一個監測系統，用來監測大腦皮質此時是不是需要對突觸進行優化等工作，這裡面可能涉及到腺苷，或是其他更巧妙的機制也說不定。而且，會影響到睡意的不只是腦部的狀態，全身的疲勞狀態也會造成影響。這個感應器所在的位置最有可能的就是下視丘，大家應該還記得，下視丘的命令會透過腦幹的廣泛性投射系統來控制睡眠與清醒吧！

此外，下視丘同時也是食慾或性慾等生理基本需求的中樞，而睡慾也是基本需求之一，所以「睡慾」的中樞位在下視丘應該是合理的，因爲下視丘是一個能夠監測包括腦部在內之全身狀態的場所。

而下視丘在大部分情況下，都是如同攝食中樞與飽食中樞一樣，透過中樞內彼此相反的功能來進行調控。睡眠與清醒也是如此，由前視區的睡眠神經元與食慾素神經元這兩個彼此相反的功能在調控，在第3章我們也已將其比喻爲蹺蹺板的形式。若從腦幹的清醒系統來看，前視區的睡眠神經元可以說就是能夠抑制本系統的煞車，而食慾素神經元則是油門。相反地，當食慾素神經元的活動下降時，會促使單胺類神經元的活動也下降，讓蹺蹺板傾斜向睡眠那一側。

這樣看來，前視區／食慾素神經元所在的下視丘外側區，應該就是能夠感知腦部或全身的狀態，並因此產生睡意的區域了吧？也就是說，當這個區域感知到情緒發動或血糖值下降等會提高食慾素神經元活動的情形時，就會減少睡意；相反地，感知到血糖值上升時就會讓腦部變得想睡。難怪當腺苷等會刺激前視區睡眠神經元的物質增加時，會讓腦部變得想要睡覺。

前面所說的都是做爲睡意「感應器」的功能，而實際上認知睡意的，是前額葉皮質等與注意或認知功能有關的區域。換句話說，應該就是大腦整體的睡眠負債可能是透過某種方法傳達到下視丘，然後這個訊息再回到以前額葉皮質爲中心的大腦皮質。

第4章曾說過罹患猝睡症這種疾病的患者，偶爾會在白天突然感到強烈的睡意，然後經常就這樣直接睡著，但這種現象絕對不是因爲睡眠負債累積而感受到的睡意，這一點要請大家特別注意。因爲他們不管之前睡得飽不飽，有時就是會感受到強烈的睡意來襲。猝睡症是一種下視丘內產生食慾素的神經元消失而引起的疾病，而食慾素主要控制的是存在於腦幹的單胺類神經元。這些單胺類神經元群，會以分布範圍廣泛的軸突，將訊息投射到包括前額葉皮質在內的大腦。

綜上所述，單胺類神經元暫時性的功能下降，應該就是大腦產生主觀睡意的原因，這就是筆者的想法。

或許這兩個問題毫無關聯

筆者已試著針對（1）、（2）問題提出自己的假說，不過，若是說得更極端一點，說不定「對大腦皮質而言睡眠是必要的」與「感覺睡意的機制」這兩件事，根本就毫無關係。

也就是說，或許控制睡意的系統根本就與大腦皮質無關，不過是定期地發動睡意，而大腦皮質也只是利用這個時機進行突觸的優化作業而已。

當然，如果大腦皮質本身就是能夠適當監測需求睡眠之必要程度的系統，那自然是再好不過。而傳達這項需求的分子，除了腺苷是可能的候選人之一外，應該還有其他未知的因子介入其中。

至於感覺睡意的系統，在透過下視丘產生「主觀」睡意的同時，應該還擁有抑制腦幹清醒系統而引發睡眠的功能。藉由這個系統，動物才能在確保自己安全無虞後，進行睡覺前的準備工作。接著一旦進入睡眠之後，再由之前所說的執行突觸優化的作業量多寡來決定對睡眠的需求量，所以腦內愈是經常使用的部位才會陷入愈深的睡眠。

後記

馬塞爾・普魯斯特（Marcel Proust）在《追憶似水年華》中寫道：

「在睡眠中展現在我們眼前的，是回歸到童年時光、是再度感受到逝去的歲月與失去的感情、是魂魄分離與轉世、是喚醒死者、是瘋狂的幻想、是退化到最原始的大自然裡」。

雖然有點偏向他在夢境裡得到的直接印象，但他注意到了記憶與感情，不愧是慧眼如炬的大文學家。

我一直認爲，能夠讓腦部成長和有效使用的關鍵，是每天不懈怠的努力，以及良好的睡眠。人類透過高度的精神活動與創造力，構築了文明、留下了無數的藝術傑作、以及發展出了科學。並且還能藉由鍛鍊，學會驚人的各項技術。之所以能夠達到這些成就，就是因爲我們不斷成長的腦部功能。甚至可以說，人腦是這個地球上最高級的構造。但就算人腦擁有高級又複雜的功能，也不代表它就不需要保養維護，而這個保養維護的過程，就是睡眠。

自古以來，人們總是以神祕的眼光看待睡眠與夢境，覺得那是一種不可思議的現象。這也反映在無數的藝術作品上。然而遺憾的是，到了我們出生的現代，人們已經愈來愈少關注睡眠這件事。睡眠也變得不再只是一般人的話題，甚至成了專門人員會去研究的領域。

例如在現代的醫學教育中，分給睡眠障礙的課程時間就非常少，而且最重要的，是從事睡眠研究的神經科學人員更是少之又少。從事睡眠相關基礎研究的團隊，以日本來說是屈指可數，放眼世界也只有寥寥數人。分配到的研究經費也是少得可憐。這難道是因爲連專家都沒有意識到睡眠的重要性嗎？但是在另一方面，睡眠不足對社會造成的打擊卻是超乎想像的。

睡眠科學眞的這麼沒有魅力嗎？我想應該不是的。就像本書也提到過的一樣，睡眠依舊是一個充滿了謎樣色彩的領域。一步一步逐漸解開未知的機制，正是科學的醍醐味，從這個意義上來看，睡眠應該是充滿了吸引科學家投入的要素才對。

「睡眠」，是腦部機能得以維持的必要機能。研究睡眠，其實與研究腦部機能是有著密切關聯的。「一定要睡覺」在某種意義上，或許可以說是「腦部的弱點」，而這個弱點，肯定與腦部這個系統的運作原理有密切的關係。從這個觀點來說，我認爲只要能釐清「腦部在睡眠期間到底在做什麼」，應該就可以發現某種重大的腦部運作原理。

本書除了睡眠之外，雖然也以專欄等形式介紹了腦部擁有的種種機能，但那也是因爲在談論到睡眠時必然會涉及到那些事項。由此也可得知，睡眠是構成所有腦部機能基礎的根本系統，兩者是密切相關的。相反地，在探討腦部機能時如果不把睡眠納入考量，也很可能會因此而錯失重要的線索。

此外，在睡眠與清醒的控制機制中，也充滿了有助於了解情緒、意識、注意等各式各樣系統的知識，甚至還可能成爲解開人類心理機制或精神疾病原因的開路明燈。讓現代人能了解到睡眠擁有的力量、睡眠的重要性、以及其中的有趣之處，想要讓大家知道睡眠對人類來說是多麼重要的一環，就是筆者寫下這本書最大的願望了。

儘管我們至今還無法以明確的形式看出當你睡著之後在你的腦中到底發生了什麼事，不過可以肯定的是，有某種神奇的作業機制就在你的腦中運行著。

櫻井　武

二〇一〇年十月

修訂新版後記

在二〇一〇年付梓的初版書籍中我曾寫道「遺憾的是，到了我們出生的現代，人們已經愈來愈少關注睡眠這件事」，的確，當時的我有著強烈的這種印象。但是經過了這七年，我感覺到人們變得開始對睡眠充滿了強烈的興趣。

在研究的世界裡，光遺傳學、影像技術及基因編輯技術已取得了跳躍式的進步。隨之而來的，想要利用這些技術眞正找出睡眠的功能與控制機制的新研究也陸續展開。此外，在醫療的世界裡，在睡眠障礙的治療上也得到了成果，讓食慾素受體拮抗劑成功上市，成爲失眠症的治療藥物。

於是我收錄了這些內容，同時將全書進行了更新，做爲修訂新版的內容。

而在最近，我也經常收到像雜誌等媒體的採訪邀約，這也表示大家開始愈來愈關心睡眠這件事了。雖然大家更想看到的可能是「該怎麼做我才能睡得更好？」這樣的主題，不過，由於本書一貫的概念是「以科學角度看睡眠」，於是我們還是決定將那些實用性的觀點讓給其他書籍了。

二〇一七年七月

櫻井　武

参考文献

本書を執筆するにあたり、参考にした原著論文は膨大な量になるので、リストにするのは割愛させていただく。しかし、睡眠をもうすこし知りたいという方のための参考文献を紹介しておこう。

ウィリアム・C・デメント（藤井留美訳）『ヒトはなぜ人生の3分の1も眠るのか？』講談社、2002年

ミッシェル・ジュヴェ（北浜邦夫訳）『睡眠と夢』紀伊國屋書店、1997年

井上昌次郎『脳と睡眠（ブレインサイエンス・シリーズ7）』共立出版、1989年

内山真編『睡眠障害の対応と治療ガイドライン』じほう、2002年

井上昌次郎『睡眠障害』講談社現代新書、2000年

参考文獻

高橋清久編『睡眠学』じほう、２００３年
井上昌次郎・山本郁男編『睡眠のメカニズム』朝倉書店、１９９７年
粂和彦『時間の分子生物学』講談社現代新書、２００３年
粂和彦監修「『眠り』をめぐるバイオロジー」細胞工学　vol.27, No.5 秀潤社、２００８年
アラン・ホブソン（冬樹純子訳）『夢の科学』講談社ブルーバックス、２００３年
櫻井武「オレキシンの発見」日本薬理学雑誌　vol.130, No.1　日本薬理学会、２００７年
また、多数の参考論文のうち、特に重要なもののみ、各章について以下にあげておく。

第1章

Walker, M.P., et al., Practice with sleep makes perfect: sleep-dependent motor skill learning. Neuron, 2002. 35（1）: p. 205-11.

Kang, J.E., et al., Amyloid-beta dynamics are regulated by orexin and the sleep-wake cycle. Science, 2009. 326（5955）: p. 1005-7.

Wolk, R. and V.K. Somers, Sleep and the metabolic syndrome. Exp Physiol, 2007. 92（1）: p. 67-78.

Rechtschaffen, A. and B.M. Bergmann, Sleep deprivation in the rat by the disk-over-water method. Behav Brain Res, 1995. 69（1-2）: p. 55-63.

Jenkins, J. and K. Dallenbach, Oblivescence during sleep and waking period. American Journal of Psychology, 1924. 35: p. 605-612.

Walker, M.P., et al., Dissociable stages of human memory consolidation and reconsolidation. Nature, 2003. 425（6958）: p. 616-20.

Stickgold, R., Sleep-dependent memory consolidation. Nature, 2005. 437（7063）: p. 1272-8.

Stickgold, R., Neuroscience: a memory boost while you sleep. Nature, 2006. 444（7119）: p. 559-60.

Stickgold, R., et al., Visual discrimination task improvement: A multi-step process occurring during sleep. J Cogn Neurosci, 2000. 12（2）: p. 246-54.

Iliff, J.J., et al., A paravascular pathway facilitates CSF flow through the brain parenchyma and the clearance of interstitial solutes, including amyloid β. Sci Transl Med, 2012. 4（147）: p.147ra111. doi: 10.1126/scitranslmed.3003748.

Xie, L., et al., Sleep Drives Metabolite Clearance from the Adult Brain.Science, 2013. 342（6156）: p.373-7. doi: 10.1126/science.1241224

Hayashi, Y., et al., Cells of a common developmental origin regulate REM/non-REM sleep and wakefulness in mice. Science, 2015. 350（6263）: p.957-61. doi: 10.1126/science.aad1023. Epub 2015 Oct 22.

William Dement, Some Must Watch While Some Must Sleep, 1972.

第2章

Maquet, P., et al., Experience-dependent changes in cerebral activation during human REM sleep. Nat Neurosci, 2000. 3（8）: p. 831-6.

Rechtschaffen, A. and A. Kales, A Manual of Standardized Terminology, Techniques and Scoring System For Sleep Stages of Human Subjects. US Dept of Health, Education, and Welfare; National Institutes of Health, 1968.

Aserinsky, E. and N. Kleitman, Regularly occurring periods of eye motility, and concomitant phenomena, during sleep. Science, 1953. 118（3062）: p. 273-4.

Van Der Werf, Y.D., et al., Sleep benefits subsequent hippocampal functioning. Nat Neurosci, 2009. 12（2）: p. 122-3.

Braun, A.R., et al., Regional cerebral blood flow throughout the sleep-wake cycle. An H2（15）O PET study. Brain, 1997. 120（Pt 7）: p. 1173-97.

Braun, A.R., et al., Dissociated pattern of activity in visual cortices and their projections during human rapid eye movement sleep. Science, 1998. 279（5347）: p. 91-5.

Dang-Vu, T.T., et al., Neuroimaging in sleep medicine. Sleep Med, 2007. 8（4）: p. 349-72.

Nofzinger, E.A., Neuroimaging of sleep and sleep disorders. Curr Neurol Neurosci Rep, 2006. 6（2）: p. 149-55.

Horikawa, T., et al., Neural decoding of visual imagery during sleep. Science, 2013. 340（6132）: p.639-42. doi: 10.1126/science.1234330. Epub 2013 Apr 4.

第3章

Moruzzi, G. and H.W. Magoun, Brain stem reticular formation and activation of the EEG. Electroencephalogr Clin Neurophysiol, 1949. 1（4）: p. 455-73.

Jouvet, M., F. Michel, and J. Courjon, [EEG study of physiological sleep in the intact, decorticated and chronic mesencephalic cat.] . Rev Neurol（Paris）, 1960. 102: p. 309-10.

Jouvet, M., F. Michel, and D. Mounier, [Comparative electroencephalographic analysis of physiological sleep in the cat and in man.] . Rev Neurol（Paris）, 1960. 103: p. 189-205.

Saper, C.B., G. Cano, and T.E. Scammell, Homeostatic, circadian, and emotional regulation of sleep. J Comp Neurol, 2005. 493（1）: p. 92-8.

Gaus, S.E., et al., Ventrolateral preoptic nucleus contains sleep-active, galaninergic neurons in multiple mammalian species. Neuroscience, 2002. 115（1）: p. 285-94.

Borbely, A.A., A two process model of sleep regulation. Hum Neurobiol, 1982. 1（3）: p. 195-204.

Porkka-Heiskanen, T., et al., Adenosine: a mediator of the sleep-inducing effects of prolonged wakefulness. Science, 1997. 276（5316）: p. 1265-8.

Ueno, R., et al., Prostaglandin D2, a cerebral sleep-inducing substance in rats. Proc Natl Acad Sci U S A, 1983. 80（6）: p. 1735-7.

第4章

Sakurai, T., et al., Orexins and orexin receptors: a family of hypothalamic neuropeptides and G protein-coupled receptors that regulate feeding behavior. Cell, 1998. 92（5）: p. 1 page following 696.

Chemelli, R.M., et al., Narcolepsy in orexin knockout mice: molecular genetics of sleep regulation. Cell, 1999. 98（4）: p. 437-51.

Lin, L., et al., The sleep disorder canine narcolepsy is caused by a mutation in the hypocretin（orexin）receptor 2 gene. Cell, 1999. 98（3）: p. 365-76.

Sakurai, T., The neural circuit of orexin（hypocretin）: maintaining sleep and wakefulness. Nat Rev Neurosci, 2007. 8（3）: p. 171-81.

Peyron, C., et al., A mutation in a case of early onset narcolepsy and a generalized absence of hypocretin peptides in human narcoleptic brains. Nat Med, 2000. 6（9）: p. 991-7.

Nishino, S., et al., Hypocretin（orexin）deficiency in human narcolepsy. Lancet, 2000. 355（9197）: p. 39-40.

Thannickal, T.C., et al., Reduced number of hypocretin neurons in human narcolepsy. Neuron, 2000. 27（3）: p. 469-74.

第5章

Dunnett, S.B., B.J. Everitt, and T.W. Robbins, The basal forebrain-cortical cholinergic system:

interpreting the functional consequences of excitotoxic lesions. Trends Neurosci, 1991. 14（11）: p. 494-501.

Sakurai, T., et al., Input of orexin/hypocretin neurons revealed by a genetically encoded tracer in mice. Neuron, 2005. 46（2）: p. 297-308.

Sakurai, T., M. Mieda, and N. Tsujino, The orexin system: roles in sleep/wake regulation. Ann N Y Acad Sci, 2010. 1200: p. 149-61.

Brisbare-Roch, C., et al., Promotion of sleep by targeting the orexin system in rats, dogs and humans. Nat Med, 2007. 13（2）: p. 150-5.

Hara, J., et al., Genetic ablation of orexin neurons in mice results in narcolepsy, hypophagia, and obesity. Neuron, 2001. 30（2）: p. 345-54.

Yamanaka, A., et al., Hypothalamic orexin neurons regulate arousal according to energy balance in mice. Neuron, 2003. 38（5）: p. 701-13.

Estabrooke, I.V., et al., Fos expression in orexin neurons varies with behavioral state. J Neurosci, 2001. 21（5）: p. 1656-62.

Lee, M.G., O.K. Hassani, and B.E. Jones, Discharge of identified orexin/hypocretin neurons across the sleep-waking cycle. J Neurosci, 2005. 25（28）: p. 6716-20.

Oomura, Y., et al., Glucose inhibition of the glucose-sensitive neurone in the rat lateral hypothalamus. Nature, 1974. 247（439）: p. 284-6.

Oomura, Y., et al., Reciprocal Activities of the Ventromedial and Lateral Hypothalamic Areas of Cats. Science, 1964. 143: p. 484-5.

第6章

Mieda, M., et al., Orexin neurons function in an efferent pathway of a food-entrainable circadian oscillator in eliciting food-anticipatory activity and wakefulness. J Neurosci, 2004. 24（46）: p. 10493-501.

Neubauer, D.N., Almorexant, a dual orexin receptor antagonist for the treatment of insomnia. Curr Opin Investig Drugs, 2010. 11（1）: p. 101-10.

Adamantidis, A.R., et al., Neural substrates of awakening probed with optogenetic control of hypocretin neurons. Nature, 2007. 450（7168）: p. 420-4.

Born, J., et al., Timing the end of nocturnal sleep. Nature, 1999. 397（6714）: p. 29-30.

Huang, Z.L., et al., Adenosine A2A, but not A1, receptors mediate the arousal effect of caffeine. Nat Neurosci, 2005. 8（7）: p. 858-9.

Fuller, P.M., J. Lu, and C.B. Saper, Differential rescue of light- and food-entrainable circadian rhythms. Science, 2008. 320（5879）: p. 1074-7.

McCarley, R.W. and J.A. Hobson, Neuronal excitability modulation over the sleep cycle: a structural and mathematical model. Science, 1975. 189（4196）: p. 58-60.

McCarley RW, Hoffman E（1981）REM sleep dreams and the activation-synthesis hypothesis. Am J Psychiatry 138: 904-912.

Toh, K.L., et al., An hPer2 phosphorylation site mutation in familial advanced sleep phase syndrome. Science, 2001. 291（5506）: p. 1040-3.

Ebisawa, T., et al., Association of structural polymorphisms in the human period3 gene with delayed sleep phase syndrome. EMBO Rep, 2001. 2（4）: p. 342-6.

Hobson JA（1992）Sleep and dreaming: induction and mediation of REM sleep by cholinergic mechanisms. Curr Opin Neurobiol 2: 759-763.

Hobson JA（2009）REM sleep and dreaming: towards a theory of protoconsciousness. Nat Rev Neurosci 10: 803-813.

Irukayama-Tomobe, Y., et al., Nonpeptide orexin type-2 receptor agonist ameliorates narcolepsy-cataplexy symptoms in mouse models. Proc Natl Acad Sci U S A, 2017. 114（22）: p.5731-6. doi: 10.1073/pnas.1700499114.

第7章

Tononi, G., Slow wave homeostasis and synaptic plasticity. J Clin Sleep Med, 2009. 5（2 Suppl）: p. S16-9.

索引

國家圖書館出版品預行編目資料

睡眠的科學：人爲什麼要睡覺？又爲什麼會醒來？/
櫻井武著；高慧芳譯. —— 初版. —— 臺中市：晨星，
2019.02
面；公分. ——（知的！；133）

譯自：睡眠の科学・改訂新版

ISBN 978-986-443-582-1（平裝）

1.睡眠 2.腦部 3.健康法

411.77　　107020909

知的！133

睡眠的科學：人為什麼要睡覺？又為什麼會醒來？

睡眠の科学・改訂新版

作者	櫻井 武
內文插畫	玉城雪子
內文版型	さくら工芸社／斎藤ひさの（STUDIO BEAT）
譯者	高慧芳
編輯	吳雨書
校對	吳雨書
封面設計	陳語萱
美術設計	黃偵瑜
創辦人	陳銘民
發行所	晨星出版有限公司 407台中市西屯區工業30路1號1樓 TEL：04-23595820　FAX：04-23550581 行政院新聞局局版台業字第2500號
法律顧問	陳思成律師
初版	西元2019年2月15日　初版1刷
總經銷	知己圖書股份有限公司 106台北市大安區辛亥路一段30號9樓 TEL：02-23672044／23672047　FAX：02-23635741 407台中市西屯區工業30路1號1樓 TEL：04-23595819　FAX：04-23595493 E-mail：service@morningstar.com.tw 網路書店 http://www.morningstar.com.tw
讀者專線	04-23595819#230
郵政劃撥	15060393（知己圖書股份有限公司）
印刷	上好印刷股份有限公司

定價350元

（缺頁或破損的書，請寄回更換）

ISBN 978-986-443-582-1

◆讀者回函卡◆

以下資料或許太過繁瑣，但卻是我們了解您的唯一途徑
誠摯期待能與您在下一本書中相逢，讓我們一起從閱讀中尋找樂趣吧！

姓名：________________ 性別：□ 男 □ 女 生日： / /

教育程度：____

職業：□ 學生 □ 教師 □ 內勤職員 □ 家庭主婦
□ SOHO 族 □ 企業主管 □ 服務業 □ 製造業
□ 醫藥護理 □ 軍警 □ 資訊業 □ 銷售業務
□ 其他 ____

E-mail：________________________________ 聯絡電話：____________________

聯絡地址：□□□____

購買書名：睡眠的科學：人為什麼要睡覺？又為什麼會醒來？

· **本書中最吸引您的是哪一篇文章或哪一段話呢？**____________________________

· **誘使您購買此書的原因？**

□ 於 __________ 書店尋找新知時 □ 看 __________ 報時瞄到 □ 受海報或文案吸引
□ 翻閱 __________ 雜誌時 □ 親朋好友拍胸脯保證 □ __________ 電台 DJ 熱情推薦
□ 其他編輯萬萬想不到的過程：______________________________________

· **對於本書的評分？**（請填代號：1. 很滿意 2. OK 啦！ 3. 尚可 4. 需改進）

封面設計 __________ 版面編排 __________ 內容 __________ 文／譯筆 __________

· **美好的事物、聲音或影像都很吸引人，但究竟是怎樣的書最能吸引您呢？**

□ 自然科學 □ 生命科學 □ 動物 □ 植物 □ 物理 □ 化學 □ 天文／宇宙
□ 數學 □ 地球科學 □ 醫學 □電子／科技 □ 機械 □ 建築 □ 心理學
□ 食品科學 □ 其他 ______________________________________

· **您是在哪裡購買本書？（單選）**

□ 博客來 □ 金石堂 □ 誠品書店 □ 晨星網路書店 □ 其他

____

· **您與眾不同的閱讀品味，也請務必與我們分享：**

□ 哲學 □ 心理學 □ 宗教 □ 自然生態 □ 流行趨勢 □ 醫療保健
□ 財經企管 □ 史地 □ 傳記 □ 文學 □ 散文 □ 原住民
□ 小說 □ 親子叢書 □ 休閒旅遊 □ 其他 ______________________

以上問題想必耗去您不少心力，爲免這份心血白費

請務必將此回函郵寄回本社，或傳眞至（04）2359-7123，感謝！
若行有餘力，也請不吝賜教，好讓我們可以出版更多更好的書！

· **其他意見：**

掃描 QR code 填回函，成爲晨星網路書店會員，即送「晨星網路書店 Ecoupon 優惠券」一張，同時享有購書優惠。

晨星出版有限公司 編輯群，感謝您！

請填妥後對折裝訂，貼妥郵票後寄出即可。

貼郵票處

407
台中市工業區 30 路 1 號

晨星出版有限公司

知的編輯組

更方便的購書方式：

(1) 網站：http://www.morningstar.com.tw
(2) 郵政劃撥 帳號：15060393
戶名：知己圖書股份有限公司
請於通信欄中註明欲購買之書名及數量
(3) 電話訂購：如爲大量團購可直接撥客服專線洽詢

◎ 如需詳細書目可上網查詢或來電索取。
◎ 客服專線：04-23595819#230 傳眞：04-23597123
◎ 客戶信箱：service@morningstar.com.tw